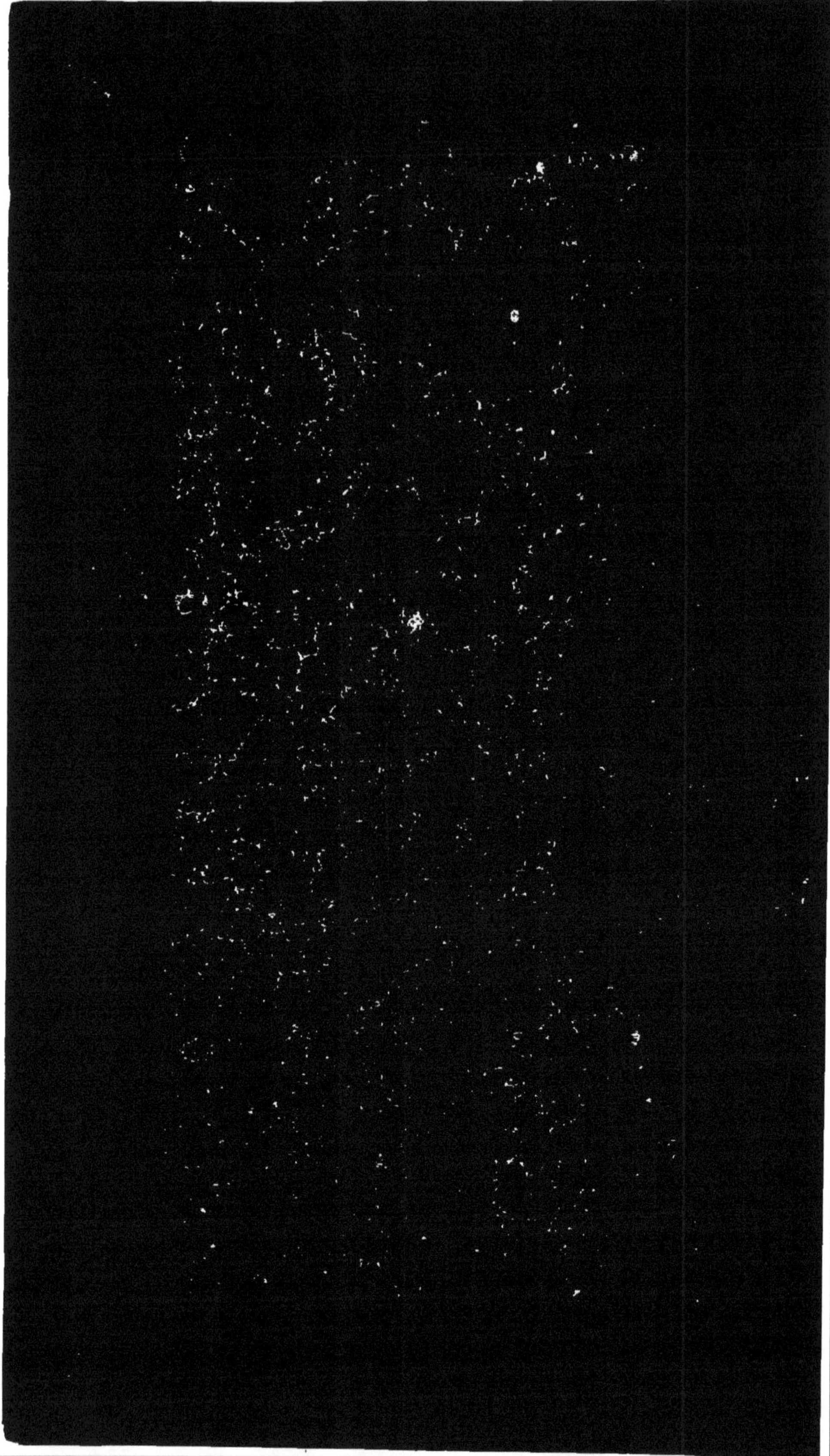

MÉMOIRE

SUR LES EAUX MINÉRALES

DE BOURBONNE.

MÉMOIRE

SUR LES EAUX MINÉRALES

DE BOURBONNE,

ET

PROJET D'ÉTABLISSEMENT POUR CES MÊMES EAUX;

PAR P.-L. PRAT,

Médecin honoraire de l'Hôpital Saint-Antoine , Membre du Bureau Central
des Hôpitaux civils de Paris, etc.

Suivi d'une Analyse-Pratique des Eaux Minérales en
général, et en particulier de celles de Bourbonne;

PAR P.-G. DUCHANOY,

Docteur-Médecin de la Faculté de Besançon, Médecin de l'Hôpital militaire des Eaux de Bourbonne, etc.; avec des notes et additions, par
M. PRAT.

A PARIS,

CHEZ { L'Auteur, rue Sainte-Avoie, n° 69.
{ CROULLEBOIS libraire, rue Pierre-Sarrazin. n° 14.

ET A BOURBONNE, chez VENDAL, libraire.

1827.

DÉDICACE

A Monsieur DUCHANOY,

Docteur Régent de l'ancienne Faculté de Médecine et affilié à la nouvelle; Membre de la Société de Médecine du département de la Seine;—du Cercle Médical; Correspondant de l'Académie des Sciences, des Lettres et des Arts de Dijon;—de la Société Philantropique de Saint-Pétersbourg; Administrateur des hôpitaux et hospices civils de Paris, etc.

Mon cher oncle,

Agréez la dédicace de cet opuscule comme le témoignage de mon attachement et de ma reconnaissance. Elle ne pouvait convenir mieux qu'à vous, docteur régent de l'ancienne faculté; auteur du premier traité sur l'art d'imiter les Eaux Minérales; frère du médecin d'un rare mérite, qui exerça l'art de guérir dans une ville dont la réputation des eaux est portée au plus haut degré, qui a une part active dans cet ouvrage et a guidé mes premiers pas dans la carrière; le protecteur des Elèves, le propagateur de la Science, le consolateur de l'humanité souffrante, le bienfaiteur zélé des pauvres, etc. Votre longue carrière a été ouverte par des travaux scientifiques appréciés, suivie d'une pratique très-honorable, termimée par des travaux administratifs dignes d'éloges, et constamment accompagnée de la probité la plus sévère, de la délicatesse la plus grande et d'un désintéressement absolu. Le bien a été toujours votre objet; c'est du moins une consolation pour tout celui que vous n'avez pu faire.

Je suis avec la plus haute considération,

Mon cher oncle,

Votre très-respectueux et très-affectionné neveu,

P. L. PRAT.

MÉMOIRE

*Sur les Eaux minérales en général, et en parti-
culier, sur celles de Bourbonne; précédé de
quelques considérations sur l'établisement
actuel de ces dernières Eaux et d'un nouveau
plan d'édifice pour cet établissement.*

PAR P. L. PRAT, DOCTEUR EN MÉDECINE.

Ce n'est point assez que des Eaux minérales
aient des propriétés salutaires; il faut encore que
les bâtimens dans lesquels on les administre aux
malades, soient bien aérés et distribués d'une
manière commode pour le service, c'est cependant une chose à laquelle on n'a pas jusqu'à présent attaché assez d'importance.

Je me suis assuré qu'en général sous le rapport
du luxe et de l'élégance, les établissemens d'Eaux
minérales chez les étrangers l'emportent sur ceux
que l'on voit en France, mais que la commodité,
la salubrité et la bonne distribution y avaient été
partout négligées.

Pendant le cours d'uue longue maladie qui
m'a forcé plusieurs années de suite, à prendre
les eaux de Bourbonne, je me suis fait une sorte
de délassement de l'étude de tous ces établissemens et particulièrement de celui que j'avais sous
les yeux.

Les eaux minérales de Balaruc et de Bourbonne sont très-fréquentées par les paralytiques ;
je me suis convaincu que les bâtimens de celles-ci
avaient été élevés sur un plan mal conçu ; qu'en
général cet établissement manquait d'ensemble,
que les services étaient trop éloignés les uns des
autres, ce qui nécessitait un plus grand nombre
de servans et rendait la surveillance plus difficile.
Je me suis aperçu aussi que rien n'y empêche
l'air du dehors de souffler sur les malades qui se
baignent dans les bassins ou qui sont à la douche,
ou qui passent de l'un des services à l'autre ; il n'y
a d'ailleurs point de proportion entre les bains
et les douches, c'est-à-dire, que celles-ci ne sont
pas assez nombreuses, et que les malades sont
obligés de rester au bain plus de temps qu'il est
nécessaire, en attendant qu'il y ait une place à la
douche. Les corridors trop étroits sont de plus
fort obscurs, ce qui nécessiterait un éclairage ar-
tificiel, à moins qu'on ne voulût sacrifier un cabinet de bain. Les lits si utiles dans beaucoup de

circonstances manquent absolument : enfin, on ne peut aller aux lieux d'aisance, sans s'exposer au vent, à la pluie, et à l'intempérie de l'air.

Frappé de ces nombreux défauts, je me suis hasardé à tracer le plan d'un nouvel édifice, où l'on ne trouve point les inconvéniens dont je viens de parler, et qui réunisse tous les avantages que l'on peut désirer dans ces sortes d'établissemens. Je n'ai rien donné au luxe, j'ai tout fait pour la salubrité, la commodité et le succès du traitement. Une belle simplicité m'a paru préférable à la magnificence; les impotens pourront être facilement transportés jusque dans leurs baignoires, l'air ne viendra plus les y frapper, ni dans les différens passages d'un service à l'autre; la lumière pénètrera partout, les corridors seront larges, l'air circulera librement, et pour le renouveler entièrement, il suffira d'ouvrir les portes et les croisées.

Enfin, dans ce projet, dont je n'ai prétendu d'abord faire qu'un objet de distraction, et qui ensuite, sans que je m'en fusse aperçu, est devenu un plan, qui me paraît offrir tout ce qu'on peut désirer dans un établissement d'eaux minérales : on trouve réuni tout ce qui est analogue, et éloigné tout ce qui est hétérogène. Les services y sont ordonnés de manière à n'exiger que le moins d'employés possibles et à ce que la surveillance soit facile.

J'ai concilié dans la construction l'économie avec la solidité et la commodité ; l'administration journalière sera peu coûteuse, et les malades seront plus commodément. Enfin les médecins, les servans, les ouvriers, les malades eux-mêmes, aussi bien que le public, retireraient un grand avantage de l'exécution d'un projet qui, quoique conçu pour Bourbonne, peut, avec les changemens que nécessiteraient la localité, s'appliquer à presque tous les établissemens d'eaux minérales.

Mais pour mieux faire sentir les avantages de ce que je propose, parlons de ce qui existe.

Bourbonne-les-Bains est une très-petite ville du département de la Haute-Marne, à 70 lieues de Paris, 10 de Chaumont, chef-lieu du département, 7 de Langres, 20 de Nancy, 18 de Besançon, près des départemens des Vosges et de la Haute-Saône ; elle est traversée par une route du second ordre, très-bien entretenue, qui établit ses communications avec Chaumont, Langres, Nancy et Besançon ; sa population est d'environ 3,000 âmes ; il y a beaucoup de maisons où les étrangers trouvent des logemens commodes.

Cette ville est située (1) sur la croupe d'une colline entourée de trois vallons, l'un au *nord*, le second à l'*est* et le troisième au *midi*; les deux premiers n'en forment pour ainsi dire qu'un seul qui est brisé à angle presque droit. Celui-ci est arrosé par la petite rivière d'*Apance*, qui va se perdre dans la Saône, au petit village de Châtillon, à 2 lieues *est* de Bourbonne. L'Apance est sujette à des débordemens qui se renouvellent souvent deux ou trois fois par an et toujours dans le mois de juin ; ils sont quelquefois si considérable que la prairie de cette ville est couverte de deux à trois pieds d'eau. Le vallon du *midi*, large irrégulièrement de 30 à 100 toises, est partagé par le ruisseau de *Borne* qui coule de l'*ouest* à l'est, et dont les eaux sont refoulées lors des grandes inondations par celles de l'Apance.

C'est au *midi* de ce ruisseau, près d'un côteau de 60 à 80 pieds de haut, et couvert de vignes, que se trouvent, à quelque distance l'une de l'autre, trois à quatre sources d'eaux minérales.

Le sol de Bourbonne, entièrement calcaire, est composé de pierres cristalisées affectant la forme rhomboïdale. Le terrain est de même nature à plus de deux lieues tant au nord qu'à l'est

----

(1) Voir la pl. 1.

et à l'*ouest*, mais au *midi*, on trouve à une lieue la montagne de Montcharvot et de Coëffy, qui est entièrement couverte de terre sabloneuse, et de laquelle on tire de la pierre de grès. De ce côté, à peu de distance de la ville, on trouve des carrières d'un beau gypse (*gypséosélénite*), dont on fait un excellent plâtre. On tirait autrefois, des environs de ces carrières de l'*alabastrite* ou faux albâtre, dont la balustrade de l'église est encore construite.

Les sources d'eaux minérales de Bourbonne étaient connues dès la plus haute antiquité. On croit qu'elles ont été perdues et retrouvées ; ce qu'il y a de certain, c'est que les Romains y ont fait des travaux qui existent encore, et dénotent la grandeur et la magnificence (1).

____

(1) Ces sources sont très-précieuses pour le pays ; pendant la saison des eaux elles y attirent les étrangers, y font circuler le numéraire, et augmenter la valeur des productions tant du sol que de l'industrie. On ne conçoit pas comment cette raison n'a pas dès long-temps engagé les habitans à réunir dans leur ville l'agréable à l'utile, à entretenir, à décorer la fontaine, qui est la principale richesse de leur sol, à embellir pour l'agrément des malades le local qui leur est destiné, à rendre plus pittoresque les sites des environs, à établir de belles et vastes promenades, à sabler les chemins et à y placer des bancs de distance en distance.

Selon *Jean-le-Bon*, médecin français, la principale source appelée la *Fontaine*, se nomma
d'abord la *Matrelle*, ou la *Mazelle*, et ensuite
la *Saint-Antoine* ; c'est un puits carré de 2 pieds
6 pouces d'une face, de 5 pieds de l'autre, et
de 6 pieds de profondeur, enfermé aujourd'hui
dans un bâtiment construit à l'imitation des temples
qu'on élevait à la *déesse Hygie*.

C'est environ à quatre-vingt pieds *sud-est* de
cette fontaine que se trouve le puits des bains
civils, construit par les Romains ; il n'a dans le
fond que deux pieds en carré sur seize de profondeur ; dans le haut, il est large d'un côté de douze
et de l'autre de dix-huit pieds, et n'en a que
quatre de profondeur.

A douze pieds *sud* de ce puits, on rencontre
sous terre la fontaine d'Airain, on croit qu'elle
contient toutes les sources, et qu'elle est le point
où elles se partagent en trois pour se rendre à la
fontaine de la place, au puits des bains civils et à
ceux des bains militaires.

Dans les premières années de ce siècle, on a
vu surgir une nouvelle source dans la maison du
sieur *Marant*, située à 80 pieds *sud-ouest* du
puits des bains civils et à 100 pieds *sud* de la fontaine. Comme cette source est moins chaude que
les autres, on croit qu'elle rencontre dans son

trajet des eaux froides avec lesquelles elle se mélange.

Le bain Patrice est situé à environ 5o toises
est de la fontaine. Au rapport de *Jean-le-Bon*, ce
nom de *Patrice* lui a été donné parce qu'un praticien romain, attaqué d'une paralysie universelle,
y trouva sa guérison. Ce personnage que l'on
nommait *C. Jatinius*, de retour à Rome, y fit,
selon le même auteur, conduire sa fille *Cocille*
qui, attaquée comme lui de paralysie, y trouva
comme lui sa guérison. Ce fut en reconnaissance
de ce double service que ce praticien fit construire
le bain dont il s'agit, et qui auparavant n'était
qu'une espèce de mare affectée seulement aux maladies de la peau. Le bâtiment qu'il fit élever était
superbe, il avait des galeries qui s'étendaient jusqu'à une saline que le temps a détruite.

Une inscription latine, en l'honneur de la di-
vinité qui présidait aux thermes, que l'on voit
encore aujourd'hui dans un mur de la fontaine,
et qui fut trouvée dans les fouilles faites vers la fin
du sixième siècle, sous *Théodebert* et *Thierry*,
lors qu'on construisit l'ancien château de Bour-
bonné sur les ruines du temple consacré au dieu
Orvo et à la déesse *Orvonne*, ne permet pas de
révoquer en doute ce qu'avance *Jean-le-Bon*.
Cette inscription, d'abord placée sur une des

faces du donjon de cet ancien château, et ensuite transportée, après l'incendie général qui ravagea *Bourbonne* en 1717, sur un mur de la cuverie du nouveau bâtiment, a été enfin exposée dans l'endroit où elle est encore présentement.

En creusant un puits dans l'enceinte de ce château, on tira des décombres deux statues de marbre blanc, un peu mutilées, que l'on a soupçonnées être les images des deux divinités dont je viens de parler. L'une d'elles en effet représente une déesse couronnée d'une branche de laurier avec deux tresses cannelées et pendantes du derrière des oreilles sur le haut des épaules.

L'inscription dont il s'agit a été rapportée dans plusieurs traités publiés sur les eaux de Bourbonne ; mais partout on y trouve des inexactitudes qui peuvent lui faire donner un sens différent de celui qu'elle doit avoir.

M. *Gauthier de Mont-d'Orge* en prit, en 1761, sur les lieux mêmes, une copie qu'il communiqua la même année à M. *Gilbert-de-Voisins*, de l'académie des Inscriptions et Belles-Lettres ; mais cette copie n'est pas plus exempte d'inexactitudes que les autres.

A la sixième ligne, on lit sur la copie *cociliæ*, et il y a dans l'original *cocillæ*. A la septième ligne, entre la troisième et la quatrième lettre, il y à un signe que **M.** *Gilbert* figure ainsi 9, tandis qu'il doit être figuré comme 6 : il a mis une barre au *t* dans *voto*, tandis que dans l'inscription on lit VOIO. Mais ces inexactitudes peuvent être attribuées au graveur plutôt qu'à l'auteur.

Voici d'ailleurs les diverses manières dont cette inscription a été interprétée.

1

Borboni Thermarum deo, Calatinius Romanus in Gallia pro salute Cociliæ uxoris ejus ex voto erexit.

2

Borboni Thermarum Deo Mammonæ Calatinius Romanus, in Gallia pro salute Cociliæ uxoris ejus ex voto erexit.

3

Romanæ Caius Jatinius in Gallia pro salute Cociliæ ex voto.

M. Dunod qui est allé sur les lieux ; la rapporte de la manière suivante.

Borvoni   *To*

manæ   *C.*   *Ja*

tinius,   *Ro*

manus.   *in,*

G.   *pro*   *salu.*

E.   *Cociliæ*

Ex voto.

On voit que tous ceux qui ont parlé jusqu'à ce

jour de cette inscription, n'ayant pas été exacts dans le fait, n'ont pu l'être dans leur interprétation.

La copie de M. Dunod serait fidèle, si au lieu de *Borvoni*, à la première ligne on lisait *Orvoni;* si à la sixième au lieu de *Cociliæ*, il y avait *Cocillæ*, et si dans la dernière on supprimait la barre du *t*, et enfin si après le *v*. on mettait le signe 6.

La pierre qui porte cette inscription paraît avoir été taillée en forme de pilastre et posée en saillie ; sa surface est assez brute; ses parties latérales polies par le ciseau font connaître qu'elle n'a jamais été jointe à d'autres pierres : ainsi ceux qui ont présumé qu'on devrait lire *Borvoni* à la première ligne , *salut* à la sixième , attendu que le *b* et le *t* manquant à ces deux mots devaient être gravés sur une autre pierre jointe à celle-ci se sont trompés. La forme du pilastre plus saillant en bas qu'en haut, sa largeur partout égale au-dessus de la *plinthe* doivent éloigner cette supposition. Ce pilastre porte 26 pouces de hauteur sur 15 de largeur jusqu'à la plinthe qui en a 19. Les caractères sont très-bien conservés à l'exception de quelques-uns, et particulièrement du dernier *O* de la première ligne que l'on croit reconnaître à son contour, étant le même que celui des autres

O de l'inscription, qui ont été mutilés en transportant le monument d'un endroit à un autre. Le milieu de cet *O* étant éclaté, est aussi creux que sa circonférence, et c'est aujourd'hui une cavité plutôt qu'une lettre décidée.

Les lettres sont distinguées par des virgules en forme de triangles qui paraissent avoir été brusquement formées par l'angle du ciseau. Selon M. Dunod, ces caractères paraissent être du troisième siècle.

« M. *Gilbert-de-Voisins* observe que l'omission
» du *t* dans *salute* à la sixième ligne, est une faute
» du graveur, Celle de la barre de celui de *voto* à
» la septième en est certainement une aussi : il
» ajoute ensuite qu'il faut conserver l'*Orvoni*, et
» qu'il n'est pas nécessaire d'y suppléer un *b* : il
» est vrai, dit-il, que nous appelons aujourd'hui
» *Bourbonne ;* mais on a pu y ajouter le *b* depuis
» par une mauvaise prononciation ; ou ce qu'on
» trouvera peut-être plus apparent, continue-t-il,
» le dieu gaulois *Orvo* (car c'en était un sans
» doute), s'appelait suivant les dialectes du cel-
» tique *Orvo*, *Vervo*, *Vorvo*, *Borvo*, etc., d'où
» vient qu'*Aimoin* qui écrivait en 1031 appelle
» *Vervona*, le château de *Bourbonne*.

» Cet *Orvoni*, *Vervoni*, *Borvoni* ou *Vorvoni*,
» ne serait -il pas le dieu dont, au rapport de *Sca-*

» *liger*, on trouvait le nom joint avec celui d'*A-*
» *beillio* ou *Beillio*, dans quelques inscriptions,
» et que les uns ont lu *Ovana*, d'autres *On-*
» *vana?* Quoi qu'il en soit, ce nom se conserve
» dans celui de plusieurs lieux où il y a des sour-
» ces chaudes; *Berv* ou *Verv*, qui se prononce
» en quelques endroits *Overv* et *Orv*, dans le
» bas breton, que les savans regardent avec rai-
» son comme un reste de l'ancien celtique, si-
» gnifie *bouillant. Tom* et *Onœ*, est un nom in-
» dubitablement composé des mots celtiques
» *Tom*, qui veut dire chaud, et *Onœ* qui signifie
» fontaine, comme le prouve ce vers d'*Ausonne*:

Divona celtorum fons addite divis.

» et même *Ona* a encore cette signification dans
» l'Irlandais, qui conserve plusieurs mots de l'an-
» cien celtique.

» Plusieurs monumens et tombeaux trouvés
» dans la forêt de Cœffy-le-Bas à une lieue de
» Bourbonne, appelée autrefois le *Cimetière des*
» *Sarrasins*, rappellent également l'antiquité de
» ce lieu et de ses eaux. Les ouvrages que l'on a
» reconnus lors de la reconstruction des bains
» en 1763, pour être ceux des Romains; le fond
» du bassin appelé le bain doux, ainsi que son
» pourtour; un aqueduc pour la décharge et con-

» duite des eaux, et un canal pour la séparation des
» froides communes d'avec les minérales, étant
» construites en brique d'un pied carré, sur deux
» pouces d'épaisseur, jointes par un mastic ou
» ciment qui leur est propre, confirment cette
» vérité. Ce fait historique est encore appuyé sur
» les restes d'une ancienne chaussée romaine,
» qui se voit à l'extrémité de la rue *Vellonne*,
» appelée auparavant *Bellonne*.

» On a voulu faire dériver l'étymologie de
» *Bourbonne* de *bourbe bonne*, à cause de l'u-
» sage que l'on fait du sédiment, ou dépôt de ses
» eaux, en forme de cataplasmes sur les anciennes
» cicatrices qui, en bridant les parties où elles
» sont, en gênent et empêchent le mouvement;
» mais il paraît plus vraisemblable que le nom de
» Bourbonne lui est venu de celui de la déesse
» Vorvonne, qui dans la suite, par une mauvaise
» prononciation, et le changement de *v* en *b*,
» comme on l'observe encore dans certaines
» provinces, on a appelé Borvonne, et après
» Bourbonne; de même par celui de *b* en *v*, on
» a prononcé rue *Vellonne* pour rue *Bellonne*. »
(*Chevalier. Mémoires et observations sur les effets
des eaux de Bourbonne-les-Bains, Paris*, 1772.)

En 1784, on a construit deux puits sur l'emplacement du bain Patrice; ils sont d'une chaleur

différente, quoique l'un à côté de l'autre, et seulement séparés par une cloison en pierre de huit pouces d'épaisseur ; ils desservent les bains militaires. Ils ont environ six pieds en carrés chacun ; celui qui est près de l'extérieur a une voute qui se prolonge sous une ruelle, de sorte que les paysans mettant leurs fumiers dessus, elle laisse filtrer leurs sucs, qui vont se mêler à l'eau contenue dans le puits. Dans les fouilles qui ont été faites cette même année, on a découvert à quarante-deux pieds sous terre, un corps en plomb servant de conduit à une source, dont la chaleur s'élevait à soixante degrés, ce qui a fait présumer à quelques-uns, que dans les entrailles de la terre cette eau était bouillante.

En construisant les bains civils, on a aussi découvert deux étuves à vingt-huit pieds de profondeur ; elles étaient bâties en briques, il y avait une boue ardoisée, noirâtre, d'une odeur sulfureuse, et il y faisait une chaleur insupportable ; on a cru que ces étuves étaient l'ouvrage des Romains.

On a aussi trouvé à huit ou neuf pieds sous terre, un aqueduc renfermant un tuyau en plomb. Le médecin de l'hôpital et des eaux, fit observer à l'ingénieur chargé de la direction des travaux, qu'il convenait de placer la construction au même endroit que les Romains, et de diriger l'écoulement et la décharge des eaux minérales à une distance suffisante, au moyen d'un aqueduc. Mais l'ingénieur opposa plusieurs difficultés à cette observation, et suivit son plan. Cependant un aqueduc était d'autant plus nécessaire, qu'il aurait reçu, dans les temps d'averses et d'orages, les eaux pluviales qui très-souvent remplissent les maisons du quartier bas, et même submergent les bains de l'hôpital, quoiqu'on ait fait plusieurs ouvrages pour prévenir ces accidens. Le seul moyen de les éviter était la construction d'un aqueduc de fuite, dans lequel on eût d'ailleurs recueilli toutes les eaux minérales, et celles des sources froides abondantes dans ce terrain. Mais l'ingénieur s'étant obstiné à élever les eaux minérales au-dessus du niveau qu'avaient pris les Romains ; plusieurs filets se sont ouverts des issues au travers des terres, et vont reparaître sur plusieurs points de la place (1).

---

(1) Après l'inondation du 11 mai 1822, on a vu à six pieds de l'angle *nord-ouest* du bâtiment des bains un enfoncement de 7 à 8 pouces. duquel il s'est élevé un jet d'eau d'un demi-pouce de diamètre environ. Ce jet est de même nature que l'eau minérale de la place ; il a le même degré de chaleur. Cet enfoncement paraît correspondre à une des anciennes étuves des Romains découverte en 1783, et qui se dirige de l'angle *nord-est* du bâtiment des bains civils au lieu où l'eau jaillit sur la place.

Il est vrai qu'en prenant l'ancien niveau, il eût fallu descendre dans les bains, mais c'eût été un petit inconvénient, bien plus que compensé par l'avantage d'obtenir une plus grande quantité d'eau pour les bains et les douches de l'hôpital.

Ces observations s'appliquent aussi aux bains civils, où les fouilles qui furent faites à la même époque, n'ont pas produit à beaucoup près toute l'eau des sources, puisqu'il est constant que le puits et la fontaine en fournissent beaucoup moins qu'autrefois (1).

Dans les dernières constructions exécutées pour ces bains, on a laissé le niveau au même point qu'en 1784 (2), c'est-à-dire à trois pieds au-dessus du sol de la place. On en a donné pour raison : 1° que c'était le niveau adopté par l'ingénieur pré-

---

(1) M. Lefaivre, médecin inspecteur des eaux, prétend que la source de Bourbonne ne donne plus que la vingtième partie de l'eau qu'elle fournissait autrefois. Il ajoute que le fait a été constaté en 1783 lorsqu'on fit les fouilles pour asseoir les fondations du bâtiment des bains civils, et en 1812, lorsqu'on ajouta de nouvelles construction à ce bâtiment et qu'on le répara.

(2) Depuis l'an 452, il paraît que le sol de Bourbonne s'est élevé près les bains de 14 pieds. Cela est démontré par les vestiges des ouvrages des Romains découverts en 1783.

cédent. On a dit que, comme l'ancien bâtiment devait être conservé dans les constructions nou-velles, qui n'en seraient qu'une suite, il fal-lait aussi conserver ce niveau; 2° que puisqu'il fal-lait monter l'eau pour remplir les réservoirs destinés à sa distribution, c'était une économie de l'élever à quelques pieds plus haut; 3° que de la conservation de ce niveau il résulterait que les bains seraient moins sujets aux inondations par les pluies d'orages; 4° que pour baisser le niveau il aurait fallu construire une machine pour vider les bassins.

Mais tous ces motifs ne pouvaient prévaloir contre ceux qui avaient dirigé les constructions romaines.

En effet, dans l'état où l'on a voulu que fussent les choses :

1° Les eaux pesant sur elles-mêmes se font jour dans divers points à travers les terres.

2° Elles n'arrivent qu'avec peine au niveau adopté par les ingénieurs, et il est si vrai qu'elles ne pourraient pas monter beaucoup plus haut; que plus elles montent, plus il leur faut de temps pour remplir la même mesure.

3° Le puits n'étant presque toujours que mi-plein, parce qu'on le vuide constamment, en montant les eaux dans les réservoirs, l'eau ne peut aller dans les bassins qui sont au même niveau que les bains civils , de sorte que ces bassins qui doivent recevoir le trop-plein de ce puits, restent toujours vides.

4° L'eau des douches ne pent servir pour remplir ces bassins; 1° parce qu'en général tout le monde répugne à se baigner dans l'eau qui a déjà servi à d'autres; 2° parce que l'eau a perdu une grande partie de sa chaleur, puisqu'il est de sa nature de se mettre en rapport avec les objets en contact avec elle.

5° Les sources sont moins abondantes.

6° Les inondations qui couvrent la place et la fontaine n'arrivant qu'une fois tous les dix ans, il eût mieux valu s'y exposer, que de risquer tous les jours de manquer d'eau dans les bassins.

Si cependant on est effrayé des dépenses que causeraient ces changemens de niveau si nécessaires, on doit au moins donner plus de lumières aux corridors et moins d'élévation aux bassins.

En 1732, on construisit un hôpital destiné à recevoir dans les mois de mai ceux des militaires auxquels les eaux pourraient être utiles, et les bâtimens de cet établissement furent augmentés en 1788, par la construction d'une salle le long de la rue. Mais au rez-de-chaussée on trouve dix à douze chambres d'officiers très-humides, et dont les croisées très-étroites, sont élevées de six à sept pieds au-dessus du sol, de sorte que ces chambres ressemblent plus à des cachots qu'à des logemens d'officiers. La salle des simples soldats et des sous-officiers qui se trouve au premier étage, contient plus de cent cinquante lits entassés, encore a-t-on été obligé d'en placer dans une sorte de grenier qui est au second ; cependant ils sont insuffisans dans la saison des eaux, et souvent on est obligé de loger des militaires chez le bourgeois.

L'hôpital de Bourbonne, comme tous les bâtimens que l'on a augmentés sucessivement, à mesure que le besoin de les rendre plus vastes s'est fait sentir, manque d'ensemble. Le plan est mal conçu, les services qui devraient être rapprochées sont au contraires éloignés l'un de l'autre, les salles sont mal percées et peu aërés, et celles du rez-de-chaussée sont humides. Il est cependant possible d'en faire un établissement salubre.

En 1816 on y a établit vingt baignoires, et des douches pour les officiers. Tout cela a été fait avec intelligence, et laisse peu à désirer.

L'emplacement de cet hôpital est un parallélogramme rectangle, où il était facile d'élever un bâtiment vaste et même magnifiqua. Mais dans le principe on n'a pas attaché a cet établissement toute l'importance qu'il méritait, et on ne lui a pas donné tout le développement nécessaire.

Le spectacle des malheureux qui arrivent tous les ans à Bourbonne, accablés sous le poids des infirmités et de l'infortune, avait touché quelques citoyens charitables, qui dans leur zèle formèrent le projet de fonder, en vertu de lettres-patentes du Roi, accordées en 1702, et enregistrées au Parlement en 1705, un hôpital pour les pauvres infirmes; mais ces hommes vertueux ont été contrariés dans leur entreprise, et ils ont eu la douleur de la voir échouer, avant même qu'elle fût commencée.

Je forme le vœu bien sincère de voir renaître un zèle aussi louable; la charité ne doit pas se rebuter pour quelques difficultes. Il serait très-honorable pour la ville de Bourbonne d'avoir un établissement, où les indigens à qui les eaux pourraient être utiles, trouveraient en été cinquante lits, que dans l'hiver on consacrerait aux pauvres malades de la commune et des environs, qui seraient dans l'intention de profiter de ce secours.

Le maire et le conseil-municipal seraient, sous

la surveillance du préfet, les administrateurs de cet établissement de bienfaisance, où le médecin inspecteur des eaux, et le chirurgien de l'hôpital rempliraient chacun les fonctions relatives à sa profession.

ÉTABLISSEMENT DE BOURBONNE.

Barrèges, le Mont-d'Or, Vichy, Balaruc, Bourbonne, etc. , sont les lieux en France où les eaux sont les plus renommées. N'a-t-on pas lieu d'être étonné de ne voir encore dans aucuns de ces endroits un établissement d'eaux thermales réunir toutes les commodités désirables? Barrèges, il est vrai, situé au milieu des Pyrénées ayant à craindre, tous les hivers, les ravages des neiges et des eaux qui viennent de leurs sommets et qui entraînent tout ce qu'elles rencontrent, aurait été exposé à voir détruire son établissement. Il fallait donc une construction particulière capable de résister aux accidens. Mais les autres endroits, n'ayant point de semblable raison, méritent bien pourtant qu'on s'occupe du perfectionnement de leur établissement.

Les architectes chargés des travaux, n'étant pas médecins, ont peu tenu compte des travaux et des observations qui leur étaient faites, et l'on n'a pas toujours obtenu les résultats sur lesquels on devait compter. Il serait peut-être bien de ne confier ces sortes de travaux qu'à un ingénieur-hydraulique expérimenté qui aurait pour but, la recherche et l'amménagement des sources. Habitué aux travaux sous l'eau, il connaîtrait mieux la manière d'y travailler, de contenir les eaux dans le cas de nécessité, de capter les sources, de les rassembler ou les réunir sur un seul ou plusieurs points, etc. L'architecte éleverait ensuite son bâtiment et ferait ses distributions d'après les besoins à lui indiqués par les inspecteurs et les régisseurs des eaux. Ne voulant m'occuper que de Bourbonne, mon objet principal, je vais exposer ce que j'ai à en dire.

Cette dernière ville renferme un bâtiment assez beau pour l'architecture, mais qui laisse à désirer du côté de l'aisance et des commodités, aux malades, à ceux chargés de leur donner des soins et aux médecins plus à portée de connaître ce qui leur est le plus avantageux. On y a fait tout récemment encore des changemens considérables, et les sommes que l'on y a dépensées auraient plus que suffi pour faire à neuf tout l'établissement. Nous allons signaler les fautes principales que l'on y a faites, dans l'espoir qu'elles pourront servir si l'on voulait faire par la suite, là où ailleurs, de nouvelles constructions. Puis nous donnerons ensuite le plan d'un *établissement d'eaux thermales* conçu par un médecin absolument étranger à l'architecture, mais qui connait les besoins des malades et ce qui est nécessaire pour le succès dans le traitement des maladies, objet principal d'une construction de ce genre, auquel tout le reste doit être subordonné.

PREMIÈRE FAUTE.

Dans les premières années de ce siècle, il est paru dans la maison du sieur *Marant* une source d'eau chaude. L'on prétendit qu'elle venait de la source principale, et, dans les travaux que l'on a fait en 1812, on a refoulé en terre cette source, sans être sûr d'où elle venait. A supposer que cette source fût une déviation de la source mère, ne devait-on pas s'assurer, par des recherches exactes, qu'elle en était une émanation ? Dans ce cas, ne devait-on pas connaître exactement l'endroit par où la source principale prenait la fuite pour porter le remède sur le mal et lui faire reprendre la direction qu'elle avait quittée ? Ne peut-on pas dire qu'elle cherchait à se débarrasser d'une

quantité d'eau surabondante, et ne devait-on pas
favoriser une voie que la nature emploie probablement, pour donner une plus forte quantité
d'eau, la source première ne pouvant suffire à
son abondance? N'aurait-on pas dû profiter de
l'occasion de nouveaux travaux pour faire des recherches et réunir toutes les portions de source
qui sourdent de tous les points de la place, qui
affaiblissent la source mère et ne peuvent, par
leur petitesse, être d'aucune utilité? Mais on n'a
eu aucune considération pour toutes ces raisons
et pour une multitude d'autres qui se présentent
à la pensée. Sur une seule donnée, qui pouvait
avoir quelques probabilités, l'on a refoulé en terre
cette source sans savoir d'où elle venait, ou si elle
reprendrait sa direction primitive, ou si elle conti-
nuerait à se perdre dans les terres. Depuis ce temps
le puits ne donnant pas d'eau davantage que précédemment, n'est-on pas en droit de conclure que
cette source n'est point produite par la source
principale, ou que l'eau, n'ayant pas repris sa direction naturelle, continue a se perdre dans les
terres. Il est évident, que dans cette dernière
supposition, l'on devait découvrir l'endroit par où
l'eau prenait la fuite pour y remédier plus aisément, et cela paraît être la seule manière certaine
d'opérer. La chaleur de cette source étant tombée

à 32 degrés, l'on a pensé qu'elle se mélangeait dans sa route avec de l'eau froide.

DEUXIÈME FAUTE.

L'on a continué la construction du bâtiment sur le plan qui avait été donné dans l'élevation d'une partie des bains : ce qui a fait faire une quantité de fautes qui sont la suite nécessaire de celle-ci. L'architecte a paré, autant qu'il était en lui, à quelques fautes qu'un plan vicieux devait suggérer; mais il n'a pu remédier à toutes. Le principe de ce plan est de n'avoir aucune distribution favorable; tous les services sont éloignés; il n'y a point de ce *grandiose* qui doit être le cachet d'un gouvernement.

TROISIÈME FAUTE.

D'avoir laissé subsister un corridor de deux pieds de large qni ne reçoit de jour de nulle part, où l'on peut se heurter sans se voir dans les personnes qui vont et viennent, où les malades sont obligés de s'arrêter et de se ranger pour laisser passer difficilement le plus malade.

QUATRIÈME FAUTE.

D'avoir fait des bassins beaucoup trop élevés et

trop grands de manière qu'ils ne peuvent point recevoir d'eau du puits qui est presque toujours à moitié vide pendant une partie de la belle saison, ou qu'ils en reçoivent une quantité si faible qu'à peine peuvent-ils être remplis une fois pendant plusieurs jours.

Ces bassins sont mal construits, l'on est obligé de s'assoir sur un plan horisontal pour prendre son bain, il n'y a point de degrés et l'on ne peut pas y prendre de demi-bains comme cela peut-être nécessaire pour quelques malades.

CINQUIÈME FAUTE.

D'avoir fait les corps en plomb qui conduisent l'eau dans les cabinets, snr les mêmes dimensions de ceux qui existaient, et qui sont beaucoup trop petits, de manière que quand on fait plusieurs bains à la fois, les corps ne peuvent donner la quantité d'eau suffisante. Le cabinet le plus éloigné ou du haut, est obligé d'attendre pour que l'on puisse faire le bain.

SIXIÈME FAUTE.

D'avoir fait des escaliers de 3 pieds de large, dont les marches n'ont que 8 pouces de chasse ou de foulée, et ont 8 pouces de hauteur. Ce qui doit être fort incommode pour des malades et des paralytiques qui commencent à marcher ou à traîner leur jambe dans le but de s'exercer.

SEPTIÈME FAUTE.

D'avoir fait en fer la serrurerie des douches qui, après quelques mois, se trouvait considérablement rouillée. Ces eaux contiennent beaucoup d'acide muriatique qui se porte sur le fer avec avidité, l'oxide, le ronge, de manière à ne reconnaître que par la rouille qu'il y a du fer.

HUITIÈME FAUTE.

D'avoir fait avec une sorte d'*emphase* un salon pour boire, où il y a dans le milieu, un bassin octogone, en forme de guéridon antique, de 2 pieds et demi de diamètre, élevé de 3 pieds et demi au-dessus du sol et qui reçoit l'eau des réservoirs. Cette eau ne peut être chaude qu'à 30 et quelques degrés, et il faut la boire de 40 à 45 degrés. On la boit plus facilement, elle est plus agréable et paraît avoir plus d'effets. Ce salon ne servira à rien parce qu'on ne boira pas de cette eau.

NEUVIÈME FAUTE.

D'avoir fait des étuves qui ne donnent pas assez de chaleur; de les avoir placé à l'extrémité du

puisard qui, la plupart de l'année ne s'élève pas à
plus de 35 à 36 degrés et souvent moins encore ;
quand, à Plombières, une source de 52 degrés
ne donne à l'étuve que 34 degrés de chaleur.

DIXIÈME FAUTE.

D'avoir aggrandi le puisard et percé les étuves
des Romains pour y mettre de l'eau. On avait
pensé que ces étuves dont l'air qui y était contenu
faisait monter le thermomètre à 60 degrés con-
tribuerait à échauffer l'eau ; mais on n'a point fait
attention qu'en y mettant de l'eau, elle devait séjourner dans ces étuves et s'y réfroidir, n'étant et
ne pouvant point être renouvellée ; que sa densité
étant supérieure à celle de l'air elle devait em-
porter la balance de température et que nécessairement elle devait être moins chaude.

ONZIÈME FAUTE.

Les douches ne sont point assez nombreuses.
L'on est obligé d'attendre la douche et souvent
de rester dans son bain beaucoup plus qu'on ne le
voudrait.

DOUZIÈME FAUTE.

On a placé les lieux d'aisance de l'autre côté

d'une cour de 5o à 6o pieds de large. Les personnes qui sont forcées d'y aller, ce qui est très-fréquent à Bourbonne, sont, en sortant de leur bain, soumises à toutes les intempéries des saisons, de manière que l'on est exposé à perdre le bon effet des eaux, si l'on ne contracte pas une autre maladie que celle pour laquelle on était venu les prendre. On a fait une fosse de 8 toises cubes environ pour recevoir les matières stercorales. Cette fosse reçoit en même temps les eaux du lavoir et ne peut, par son niveau, se vider que par le haut, de façon que le fond n'est point susceptible d'être entraîné par les eaux.

TREIZIÈME FAUTE.

D'avoir élevé, autour du jardin, un mur de 2 toises de haut, sur une longueur de 200 toises, pour enfermer un jardin destiné à devenir promenade publique. Cela ne ressemble pas mal au jardin d'un cloître. Ce qui est une dépense inutile.

Il eut été préférable de planter une haie vive tout autour, qui aurait remplacé le mur et qui n'aurait point borné la vue qui s'arrête aujourd'hui sur le mur, ou d'élever un mur à hauteur d'appui surmonté d'une grille. Cela eût été plus agréable et plus gai (1).

______

(1) M. *Ferrat*, médecin de l'hôpital militaire, aussi

PLAN

*D'un nouvel Établissement pour les Eaux mi-
nérales en général, et adapté à celles de
Bourbonne*

En achetant et en faisant abattre plusieurs
maisons, la ville de Bourbonne aurait une place
carrée d'environ 156 mètres, sur laquelle se trouveraient la source *Marant*, la fontaine chaude et
le puits des Romains.

Sur cette vaste place, s'élèverait le nouvel édifice de l'établissement projeté, dans lequel se
trouverait renfermé le puits des Romains.

IDÉES GÉNÉRALES.

Cet édifice se composerait de deux corps de bâtimens principaux, l'un à l'*est* A A, l'autre à
l'*ouest* B B (*V. pl.* Ire) ; ils seraient séparés par
deux cours D D, situées, l'une au *nord* et l'autre au *midi*. Entre ces deux cours s'élèverait un

---

éclairé que prudent, faisait au conducteur des travaux,
des observations très-sensées sur cet établissement. Celui-
ci importuné par les observations du médecin, probable-
fment parce qu'il ne pouvait pas donner de solution satis-
aisante, lui dit : monsieur, êtes-vous architecte ?.....

troisième corps de bâtiment C C, qui unirait les deux premiers.

J'ai donné à la façade de l'*est*, ainsi qu'à celle de l'*ouest*, 48 mètres de longueur, et 10 mètres de largeur hors d'œuvre, non compris pour la largeur, l'avant-corps de chacune d'elles dont la saillie est de 3 mètres 50 centimètres à l'*ouest*, et de 5 mètres 50 centimètres à l'*est*, avec le porche et le perron.

Chaque façade offre deux ailes et un avant-corps. Celles-là ont chacune 17 mètres d'étendue; celui-ci placé entre les deux ailes en a 14 d'épaisseur.

Les deux cours situées, l'une au *nord*, et l'autre au *midi*, entre les ailes des deux bâtimens, ont chacune 19 mètres de largeur, et 16 mètres 66 centimètres de profondeur y compris celle de leurs murs de clôture, sur lesquels ceux des ailes sont en saillie de part et d'autre.

Le bâtiment qui se trouve entre ces deux cours et qui unit les deux édifices principaux à l'endroit de leurs avants-corps a, comme les cours, 19 mètres de longueur, et comme ces avants-corps, 14 mètres d'épaisseur, de sorte que, en comptant l'étendue du bâtiment intermédiaire qui est de 19 mètres, la profondeur de la façade *orientale* et de la façade *occidentale* qui est de 10 mètres pour chacune; et enfin la saillie de chacun des avants-corps, qui est à la façade de l'*ouest*, de 3 mètres 50 centimètres, et à celle de l'*est*, de 5 mètres 50 centimètres, cet édifice se trouve circonscrit dans un quadrilatère dont tous les côtés sont égaux, et réciproquement perpendiculaires.

La façade principale qui est celle de l'*est*, se compose dans son élévation d'un rez-de-chaussée, d'un entre-sol et d'un premier étage.

L'avant-corps auquel on arrive par un perron de 4 marches, présente dans son milieu, un porche composé de deux colonnes doriques qui s'élèvent sur des socles, et qui portent un entablement du même ordre. A l'aplomb de chaque colonne s'élève un piédestal portant une statue.

Une plinthe qui règne sur toute la façade, entre le rez - de - chaussée et l'entre - sol, se raccorde avec l'imposte des pilastres, qui avec des colonnes, portent un entablement dont la corniche se lie au-dessus de l'entre-sol avec la plinthe inférieure du sol du premier étage : ici la plinthe supérieure se raccorde avec la banquette d'un balcon qui règne en avant des trois baies que l'avant-corps offre à cet étage ainsi qu'au rez-de-chaussée, tandis qu'à l'entresol il n'en offre que deux, un à chaque côté de l'entablement du porche.

La porte d'entrée principale de cette façade et

de tout l'édifice forme dans l'avant-corps la baie médiane du rez-de-chaussée : cette baie est à plein cintre, et la partie cintrée prise dans le mur de l'entresol, tient lieu d'une croisée.

Cette façade, y compris les trois croisées de l'avant-corps et les quatre croisées de chaque aile, offre donc onze baies à chacun de ses étages.

DÉTAILS.

Chacune des portes n°s 1, 13 et 14 (*V. pl.* Ire), donnant accès de l'extérieur à l'intérieur, doit avoir un tambour dont les battans se fermant d'eux mêmes empêcheront constamment que l'air du dehors ne souffle sur les malades, lorsqu'ils seront dans les bains, ou lorsqu'ils passeront des bains aux douches.

La porte principale de la façade de l'*est* donne accès dans un vestibule ou plutôt dans une anti-chambre commune, au fond de laquelle se trouve l'escalier 4, par lequel on monte à l'entre-sol, et de l'entre-sol au premier. La hauteur du rez-de-chaussée est de 3 mètres 25 cent., et celle de l'entre-sol, de 2 mètres 60 cent.; l'antichambre commune est de 12 mètres sur 8 mètres.

A droite et à gauche de cette antichambre, règne un corridor, sur lequel sont de part et d'autre 4 cabinets, n°ˢ 7 et 8. Cette antichambre et ces cabinets se répètent à l'entresol (*V. pl.* Iʳᵉ et II). Ces cabinets contiennent chacun deux baignoires, excepté les quatre n°ˢ 7 qui sont les plus voisins des antichambres 1 et 28, dans chacun desquels on placera un lit et une seule baignoire, en sorte qu'il y aura, tant au rez-de-chaussée qu'à l'entre-sol, 28 baignoires et 4 lits pour les femmes et autant pour les hommes; en tout, 56 baignoires et 8 lits. Les corridors qui séparent les cabinets ont 2 mèt. 60 cent. de largeur.

Au milieu de chacun des cabinets à deux baignoirs, on placera un rideau que l'on tirera à volonté, et qui le divisera en deux. Au-dessus de chaque baignoire, on pourra pratiquer un *vasistas* de communication avec le cabinet voisin. Ce *vasistas* se fermera de part et d'autre par une planche mobile sur des coulisses.

Aux pieds de chaque baignoire on fixera horisontalement contre la cloison, à 1 mètre de hauteur, une planche de 0 mètre 40 cent. de large, sur 0 mètre 65 cent. de long, et dont les coins libres seront arrondis.

Enfin dans chaque cabinet, il y aura deux petites glaces, deux sonnettes, quatre chaises, deux porte-manteaux, et deux planches en liège de 0 mèt. 27 mill. d'épaisseur, sur 0 mètre 40 cent. de longueur, et o mètre 5o cent. de largeur. Ces détails pourront paraître minutieux, mais ils sont très importans pour les malades. (1)

Les baignoires du rez-de-chaussée seront en pierre et placées contre les murs; celles de l'entre-sol seront en cuivre et placées contre les cloisons, c'est-à-dire, vis à vis les murs. Les premières auront o mètre 65 cent de profondeur; elles s'enfonceront dans le sol de o mètre 5o cent. y compris l'épaisseur de leurs parois inférieures, de sorte qu'elles feront une saillie de o mètre 33 cent. sur le niveau des cabinets.

Ces cabinets seront dallés et les dalles seront légèrement inclinées vers une gargouille destinée à conduire l'eau des baignoires au dehors. Cette gargouille, arrondie dans le fond, aura o mètre 13 cent de large et sera pratiquée à o mètre 16 cent. au-dessous de la baignoire, ou à o mètre 65 cent. au-dessous du sol.

BAINS COMMUNS.

Les bains communs ou les bassins n° 1o (*Pl. I*ʳᵉ) sont placés dans les ailes du bâtiment de *l'ouest* B B. Ce bâtiment n'a qu'un rez-de-chaussée de 3 mètres 5o cent. d'élévation; son sol est plus bas de o mètre 65 cent. que celui du bâtiment de *l'est*

____

(1) L'oubli de plusieurs de ces objets m'a forcé d'entrer dans ces détails.

A A (*Pl.* Ire); il est comme celui-ci divisé en trois parties. Les bassins, comme je l'ai déjà dit, sont dans les ailes, et la portion de bâtiment qui les sépare contient un manège et le puits des Romains.

Les bassins sont d'une forme carrée, ils ont 5 mètres 90 cent. de large sur 5 mètres 36 cent. de long.

Au milieu de chaque bassin, s'élève un massif de 1 mètre 46 cent. d'épaisseur propre à recevoir deux cabinets de douche, et qui partage le bassin en deux cases ayant chacune 1 mètre 18 cent. de largeur sur 2 mètres de longueur.

Chacune de ces cases a dans l'intérieur près du massif un banc en pierre, de 0 mètre 32 cent. de large et couvert de 0 mètre 65 cent. d'eau. A l'extérieur à 0 mètre 16 cent. plus bas est le fond de bassin; de façon qu'il y a 0 mètre 80 cent. d'eau. A 0 mètre 65 cent. du premier banc, en est un autre en pierre, couvert comme le premier de 0 mètre 65 cent. d'eau, et plus, à l'extérieur de celui-ci en est un troisième plus élevé de 0 mètre 32 cent.; et par conséquent couvert seulement de 0 mètre 32 cent. d'eau. Ces bancs servent à asseoir ceux qui veulent prendre des bains ou des demi-bains.

Dans chaque bassin il y a en outre des pierres rondes de 0 mètre 27 cent. de diamètre et 0 mètre 10 cent. d'épaisseur, pour les personnes moins grandes qui voudront avoir moins d'eau. Des rigoles

apportant l'eau des sources n°˙ 27 et 28, remplissent
la première case de chaque bassin à la hauteur de
o mètre 3o ou 6o cent. Cette eau psssc de cette
case dans la seconde, par un trou de communication et la remplit jusqu'à la hauteur de la première; mais dans cette seconde case, l'eau doit
être moins chaude que dans l'autre.

Les deux bassins contiendraient ensemble 185
mètres cubes d'eau, et 64 personnes pourraient s'y baigner à la fois. Ces bassins outre une
économie d'eau de plus de moitié sur ceux qui
existent actuellement, présenteraient encore l'a-
vantage d'offrir des dégrés de chaleur différens,
la distribution du service serait plus convenable,
les baigneurs seraient plus commodément; enfin,
les deux sexes seraient séparés. Il est vrai que seulement 64 personnes pourraient se baigner à la fois,
mais ce nombre renouvellé trois fois par jour, por-
terait celui des baigneurs dans les bassins à près de
deux cents, et si l'on ajoute à ce nombre celui de 15o
personnes qui pourraient se baigner dans les cabinets, on verra qu'il serait possible de fournir
aux besoins de 35o baigneurs. ce qui porte le
service au-delà des besoins. Les sources fourniraient
plus d'eau qu'il n'en faut pour remplir les bassins
tous les jours. Autour de chaque bassin on prati-

querait des cabinets n° 12, où les baigneurs pourraient déposer leurs vêtemens.

DOUCHES.

Les cabinets de Douches sont placés au rez-
de-chaussée dans le bâtiment qui est construit
entre les deux cours, et sous les réservoirs. L'élévation de ce bâtiment est la même que celle de
la façade B B, et son sol est au même niveau que
celui de la façade principale A A. Deux corridors
n°⁵ 6, 6, (*Pl.* Ire), qui règnent dans la longueur de
ce bâtiment du centre, établissent la communication entre ceux de l'*est* et de l'*ouest*; ils séparent
en deux parties distinctes, l'établissement des
douches et d'autres accessoires utiles au service.
Outre les douches, ce bâtiment contient les étuves,
six cabinets avec des lits n° 21, deux escaliers n°⁵ 22
et 22, et les réservoirs n°⁵ 30, 30 et 30 (*pl.* II).
Les cabinets de douches ont 2 mètres 27 cent.
de long sur 1 mètre 46 centimètres de large, il y
en a huit de chaque côté, en tout vingt en y
comprenant les deux de chaque massif. (V. n°⁵ 11
et 11, 19 et 19, *pl.* Ire.) Les quatre cabinets ex-
térieurs de chaque côté ont chacun une baignoire
entièrement enfoncée dans le sol, au niveau du-

quel se trouve leur bord supérieur; on peut à volonté recouvrir ces baignoires par des planches de chêne. Il y a dans chaque cabinet, une chaise ou un tabouret en bois ou en canne. Les baignoires n'existant point dans les cabinets intérieurs, c'est-à-dire, dans ceux qui sont compris entre les deux corridors, on y a placé des lits de repos en canne ayant 1 mètre 62 cent. de long, sur o mètre 80 cent. de large : c'est sur ce lit que se place le malade pour recevoir la douche. Un de ces cabinets est destiné à une douche ascendante, les autres ont des robinets avec des ajutoirs de rechange dont le diamètre varie depuis 8 millimètres jusqu'à 15 millimètres. A côté de chaque cabinet de douche, entre les piliers qui soutiennent les réservoirs est une place d'environ 1 mètre de large pour le garçon ou la fille qui donnera la douche.

ÉTUVES

Les étuves de Plombières, de Luxeuil et de Bains sont faites de manière que tout le corps du malade y est plongé, en sorte qu'il est obligé de respirer une vapeur assez incommode dans le premier moment, pour obliger beaucoup de personnes à tenir devant leur bouche un linge imbibé de vinaigre froid. Les bains de vapeur ou boîtes fumigatoires qui laissent respirer le malade en-dehors, et que l'on doit à MM. Darcet et Galès remplissent beaucoup mieux l'indication. (1)

Pour avoir un plus grand degré de chaleur, nous avons placé les bains de vapeurs près du puits des Romains, c'est-à-dire le plus près possible de l'endroit d'où vient l'eau chaude. Nous avons divisé ces bains en deux parties renfermant chacune deux boîtes ; ce qui fait quatre pour les deux sexes. Il y a entre les deux boîtes un rideau qui les sépare à volonté. (*Pl.* Ire, n°s 20 et 20.)

Comme à Plombières le *trou d'enfer* ne donne que 34 degrés de chaleur, quoique la source qui y fournit l'eau en ait 52, il est douteux qu'on obtienne à Bourbonne une chaleur suffisante d'une source de 35 à 36 degrés. Peut-être devrait-on faire les étuves près de la fontaine de la place (*Pl.* Ire n° 26), dont la chaleur est de 47 degrés et 1/2. Mais alors elles seraient hors de l'établissement.

---

(1) On peut voir les dissertations sur ces boîtes ou appareils fumigatoires ; et dans un ouvrage très-intéressant, intitulé : *Recherches et Observations sur la gale*, faites à l'hôpital Saint-Louis, par M. le docteur Moronval. A Paris, chez Croullebois, libraire, *rue Pierre-Sarrazin*, n° 14.

Aux côtés du puits et des boîtes sont des cabinets avec des lits (*Pl.* I*'*, n° 21.) pour ceux qui sortiront des étuves.

MACHINE A MONTER L'EAU.

C'est une machine à chapelet qui sert à monter l'eau dans les réservoirs qui fournissent les bains et les douches. Quand l'eau vient à baisser après qu'on en a tiré plusieurs heures, cette machine n'en puise presque plus. Il serait donc avantageux de la remplacer par quatre ou six pompes aspirantes et foulantes en cuivre; ces pompes prendraient l'eau beaucoup plus bas dans le puits, et ne seraient point sujettes à en manquer.

Quoi qu'il en soit, voici la description de la machine telle qu'elle existe.

Le cheval met en mouvement une roue horisontale dont les dents s'engrainent dans celles d'une autre roue verticale. A l'extrémité opposée de l'arbre qui soutient cette dernière roue, en est une autre autour de laquelle tourne une double corde garnie de godets, de distance en distance, en forme de chapelet. Ces godets, parvenus au sommet de cette roue, se vident successivement dans un récipient placé au-dessous, et d'où l'eau est conduite dans des réservoirs.

RÉSERVOIRS.

Les réservoirs sont partagés en trois parties égales; on remplit deux de ces parties la veille, pour y laisser refroidir l'eau pendant la nuit, et en fournir les bains de chaque sexe. chacun de ces réservoirs a 6 mètres 70 cent. de longueur, sur 5 mètres 50 cent. de largeur, et 1 mètre 95 cent. de profondeur. Le bas-fonds de ces réservoirs est à 3 mètres 90 cent. au-dessus du sol; et le haut est à 5 mètres 85 cent. Ainsi, chaque réservoir contiendra 42,000 litres d'eau environ. Le réservoir du milieu est divisé en deux parties égales : l'une donne de l'eau chaude pour les bains, et l'autre en fournit aux douches de l'un et de l'autre sexe. Le fond des réservoirs est légèrement en cuvette; le milieu est plus bas que les côtés, les coins sont arrondis, pour que rien ne s'y puisse amasser, et que l'on ait la facilité de les vider complétement à volonté. Tous ces réservoirs contiennent ensemble 125,000 litres d'eau.

Les eaux seront conduites des réservoirs aux cabinets et aux douches, et des baignoires de l'entre-sol au-dehors, par des corps en plomb de diverses dimensions. Il en est qui doivent avoir o metre 11 cent. de diamètre ; d'autres qui n'en doivent avoir que o mètre 08 cent. ; et enfin d'autres n'auront que o mètre 03 cent. Tous ces tubes pris ensemble présentent une longueur de 797 mètres.

TROUS-RÉSERVOIRS DE BOUE.

Ces réservoirs sont des trous ronds (*V* . *pl.* Ire, n° 24) ayant chacun 1 mètre 30 cent. de diamètre, et 1 mètre 95 cent. de profondeur. Ces trous, au nombre de quatre, recevront les eaux des cabinets et des douches, jusqu'à la hauteur d'un mètre 60 cent. Leurs fonds seront faits en cuvettes ; ils se videront par le haut de la quantité d'eau surabondante. Celle qui sera forcée d'y séjourner y déposera la boue qu'elle contiendra, et dont on pourra se servir au besoin.

CABINETS D'AISANCE.

Comme les eaux de Bourbonne sont très-laxatives, on ne peut pas se dispenser d'y avoir des latrines ; mais il faut qu'elles soient placées en-dehors des bâtimens, et de manière qu'elles n'y donnent point d'odeur, et que cependant on puisse y arriver sans s'exposer à l'intempérie de l'air extérieur. Ces cabinets d'aisance (*V. pl.* Ire, n° 9) sont au nombre de quatre, et ils sont construits à l'entrée des cours D. D. Chacun a deux lunettes demi-anglaises. L'on y arrive des bâtimens de l'*est* et de l'*ouest* sans être exposé ni au vent ni à la pluie. Il y a pour chaque lunette un robinet qui fournit de l'eau venant du réservoir refroidi. Cette eau les nettoie à volonté. Il n'y a point de fosses; les matières sont constamment entraînées par les eaux qui partent de l'établissement pour passer dans les aqueducs de fuite. On peut, en ouvrant les croisées, établir des courans d'air entre les cabinets d'aisance et l'établissement, de manière à ne pas laisser pénétrer la mauvaise odeur dans celui-ci.

AQUEDUC DE FUITE

Le niveau du sol des bâtimens où se trouvent les cabinets des bains et des douches est le même dans le plan proposé, que celui qui existe aujourd'hui ; mais celui du bâtiment où se trouvent les bassins est de deux pieds plus bas, en sorte que ce niveau est trois pieds plus haut que celui des bains militaires. Ainsi, sans qu'il soit besoin d'aucun travail, l'un de ces bassins recevra le trop plein de la fontaine de la place, qui coule dans la rue et se perd, et l'autre recevra la totalité de la source *Marant.*

Cette disposition nécessite la construction d'un aqueduc pour donner issue aux eaux sortans de l'établissement, aux eaux pluviales, et à celles des sources froides abondantes dans les environs.

Le sol des bassins est de huit pieds au - dessus du bas-fond du ruisseau qui coule derrière l'hôpital. En déduisant de cette élévation les deux pieds et demi que les bassins ont de profondeur, il restera une pente de cinq pieds et demi pour les aqueducs à construire, pente plus que suffisante pour des égoûts de 200 toises de longueur, qui iront déboucher dans le ruisseau au - dessous de l'hôpital.

La voûte de cet aqueduc, dont les murs, construits en moellons ou en pierres meulières, seront éloignés de 1 mètre, aura 1 mètre 80 cent. d'élévation sous clef.

Le bas-fond sera légèrement concave, les côtés seront arrondis, de manière que le courant sera toujours dans le milieu, et entraînera toutes les matières qui, par leur séjour, pourraient donner lieu au dégagement du gaz hydrogène sulfuré. Cette construction, qui, comme on le sait, exige des regards de distance en distance, sera éloignée de 2 mètre des murs du bâtiment. Les regards, en établissant des courans d'air dans l'intérieur de l'aqueduc, préviendront les accidens du plomb, si communs à Paris parmi les cureurs des puits, des égoûts et des fosses d'aisance. (*V. pl* Ire, n° 25.)

COUR DE L'OUEST.

Le mur de la cour de *l'ouest* laisse en-dehors de l'établissement une partie de la fontaine, dont pourront approcher les charrettes à tonneaux qui viendront y puiser de l'eau pour les malades qui désirent prendre leurs bains et leur douches dans des maisons particulières.

ESCALIERS.

L'escalier principal, qui communique du bas en haut à tout l'établissement, donne dans le vestibule ou antichambre de *l'est*, vis-à-vis la porte d'entrée. Les marches sont longues de 1 mètre 95 cent. dans le bas. et de 1 mètre 62 cent. dans le haut. Leur épaisseur est de 0 mètre 16 cent., et leur foulée de 0 mètre 38 cent.

Il y a dans le bâtiment du centre deux escaliers n° 22, ayant leur entrée sur les deux corridors 6, 6, et communiquant avec la partie supérieure de l'établissement.

EXPLICATION *de la planche* Ire.

1. Vestibule.
2. Entrée principale avec un tambour.
3. 3. Cabinets du Régisseur et du concierge.
4. Escalier principal.
5. 5. Corridors des Cabinets des Bains.
6. 6. Corridors des Douches.
7. 7. Cabinets avec une baignoire et un lit.
8. 8. Cabinets avec deux baignoires et un rideau.
9. 9. Cabinets d'aisance.
10. 10. Bassins.
11. 11. Douches sur le massif des Bassins.
12. 12. Cabinets de toilette pour se déshabiller.
13. 13. Portes d'entrées du dehors avec tambour.
14. 14. Portes de communication avec le Manège et les Douches.
15. 15. Passage pour aller aux cabinets d'aisance.
16. Puits des Romains.
17. Machines à monter l'eau dans les Réservoirs.

18. 18.   Cabinets disponibles.

19. 19.   Cabinets de Douches.

20. 20.   Étuves ou Bains de Vapeurs.

21. 21.   Cabinets avec des lits.

22. 22.   Escaliers.

23. 23   Rigoles sortant des Bains et des Douches.

24. 24.   Trous - réservoirs de boue, re-couverts.

25. 25.   Aqueducs de départ ou de fuite, sous terre.

26.   Fontaine chaude sur la place.

27.   Source *Marant*

EXPLICATION *de la planche* II.

---

28.   Antichambre des cabinets de Bains à l'entresol, et lingerie dans des armoires autour.

30. 30.   Réservoirs.

29. 31. 31.   Cabinets disponibles.

7. 7.   Cabinet avec une baignoire et un lit.

8. 8.   Cabinets avec deux baignoires et un rideau.

EXPLICATION *de la planche* III.

Figure 3, premier étage.

32. Antichambre des salons.

33. Salons.

34. Balcon.

Figure 4. Élévation du bâtiment principal.

Fronton avec un bas relief, représentant Neptune dans le milieu, et à droite et à gauche deux fleuves : l'une la Meuse prenant sa source à deux lieues et demie *ouest* de Bourbonne, et se rendant dans la mer d'Allemagne ou du Nord ; et l'autre la Saône prenant sa source à 6 lieues *nord-est* de la même ville, passant à 2 lieues *est* ; et allant se perdre dans la Méditerranée.

EXPLICATION *de la planche* IV.

Figure 5. Élévation latérale.

Figure 6. Coupe sur la ligne EFGH des plans.

Figure 7. Coupe sur la ligne IK des plans.

EXPLICATION *de la planche* V.

1. Établissement des bains.
2. Fontaine chaude sur la place,
3. Source *Marant.*
4. Bains militaires, figurés à découverts.
5. Hôpital militaire.
6. Fontaine froide sur la place.
7. Source de la fontaine 6.
8. Maisons à démolir.
9. Maisons à conserver.
10. Caserne à construire.
11. Lavoir à élever.
12. Source du lavoir 11.
13. Promenade d'*Orfeuil.*
14. Place des Bains.
15. Rues ou chemins à ouvrir.
16. Aqueduc de fuite des Bains, qui a son embouchure dans le Ruisseau au bas de l'Hôpital.
17. Regard de l'Aqueduc.

NOTA.

Ce qui est pointillé, est à demolir.

Ce qui est gravé en noir, est à conserver.

Le bâtiment des Bains, la Caserne et le Lavoir sont élever.

La gravure de la pl. IV présente l'élévation de la façade orientale du bâtiment proposé. Le tympan du fronton sera orné de sculptures analogues à la destination du bâtiment. Cette gravure présente aussi le plan du premier étage de cette façade orientale, ainsi que celui des combles des bâtimens des trois autres ailes. On voit que ce premier est, aux subdivisions près, qui, ici devenaient inutiles, absolument semblable aux autres étages.

Ce plan présente plus d'avantages que celui qui a été exécuté, et cependant comme le prouve le devis suivant, il l'aurait été à beaucoup moins de frais.

On porte à cinq cent mille francs les dépenses qui ont été faites pour les restaurations et l'achèment des bâtimens seulement. Il faut encore que dans cette somme soient comprises les acquisitions que l'on a été obligé de faire, qui se montent à soixante mille francs, et qui serviront dans le nouveau plan, ce qui est une dépense à ajouter.

Dépense du plan projeté.

Je porte 3o pieds de fondations pour tout le bâtiment, et 39 pieds d'élévation pour le rez-de-chaussée, l'entre-sol et le premier étage du bâtiment des cabinets. . . . . 356 ^{toises.}

Le bâtiment des bassins aurait seulement 21 pieds d'élévation au-dessus du sol, ce qui fait. . . . . . . , ... 552

Le bâtiment des douches aurait les mêmes dimensions pour la hauteur que celui des bassins. 252

—————————

Total pour les trois bâtimens. . . . 1,160

—————————

En pierres de taille, à 50 francs la toise, pour la totalité. . . . . 82,000 f.

Les bassins, les réservoirs, le dallage des bâtimens, des bassins et des douches, et le dallage des cabinets au rez-de-chaussée et du vestibule. 22,000

Construction d'un aqueduc de 200 toises de longueur, avec quatre *trous réservoirs de boue*. 10,000

Les bâtimens des commodités, élevés à la hauteur de 8 pieds seulement au-dessus du sol du bâtiment des cabinets, les fondations de 15 pieds et les murs d'un pied d'épaisseur, en moëllons du pays, ce qui fait 30 toises l'une, et pour les quatre (deux d'un côté, deux de l'autre), 120 toises à raison de 5 fr. l'une, font. 6oo

Quatre cents toises de cloison en plâtre pour tout l'établissement, 10 f. l'une, font. 4,000

Cent soixante-six toises de plafond, à 12 f. l'une, font environ. 2,000

Quatre-vingts milliers de tuiles à 3o francs, font 2,400

Pour les accessoires et les travaux de la toîture . . . . , . . . 1,5oo

Vitrerie 1,5oo

Charpente. 15,000

Menuiserie. 10,000

La serrurerie en fer dans les bâtimens des cabinets et des bassins, et en cuivre ou simplement en bois dans les douches et les étuves 4,000

Plomberie 25,000

Ameublement des salons 4,000

Faire les recherches de la source Maraut 5o,000

Nivellement du terrain. 2,000

Pour les maisons *Franchimont* (27,000 fr.; *Galimée*, celle à côté et les baraques derrière (3o,000 fr.); la caserne qui est à la ville, et trois

maisonnettes à côté (20,000 fr.); les
trois maisons à des particuliers , le
jardin et portion de jardin à M. *Dere-*
vosges (7,000 fr.); les maisons *Ma-*
jandon , *Péchinée* , et les deux voisi-
nes (8,000 fr.); la maison en face les
bains militaires (2,000 fr.); et les

maisons attenantes à l'hôpital militaire (16,000 fr.).

Toutes ces maisons estimées. . . . 110,000
Pour les dépenses imprévues. . . . 10,000
Plus , pour les maisons achetées. . 60,000

TOTAL. 416,000

Ce devis comprend tous les travaux de l'établissement construit à neuf. Il y aurait à déduire
les travaux anciens qu'on laisserait subsister en
les adaptant au nouveau plan.

ANALYSE-PRATIQUE.

Des eaux minérales en général, et de celles de Bourbonne en particulier.

L'on a déjà publié sur les eaux minérales nombre de traités particuliers plus ou moins recommandables. Un reproche que l'on peut faire à la plupart de ceux qui se sont occupés de cette matière, c'est d'avoir outré les vertus des eaux sur lesquelles ils écrivaient. Ils se laissaient entraîner par une prévention qui leur montrait dans leurs eaux, un remède à toutes les maladies ou infirmités, et le désir de les mettre en réputation. Ainsi leurs ouvrages, loin d'éclairer la science n'ont servi qu'à jeter du vague et de l'incertitude dans l'emploi de ce remède. Combien l'histoire des eaux minérales ne serait-elle pas avancée si, tous les auteurs, au lieu de ne proclamer que des guérisons souvent surprenantes et même miraculeuses, avaient rapportés dans leurs écrits des observations exactes et sincères sur les effets heureux, incomplets ou malheureux des eaux ! Les propriétés des sources minérales ne seraient plus un objet de contestation, les médecins leur accorderaient

une confiance méritée , et les employeraient avec
plus de sécurité et de discernement.

Il est donc du plus grand intérêt pour la science
qu'un médecin des eaux , s'assure par l'exactitude de
ses observations, du dégré de confiance qu'on peut
avoir sur leur efficacité dans quelques maladies. Pour
bien déterminer le cas où elles sont profitables, il
faut qu'il lui soit bien démontré qu'elles sont toujours utiles dans telle ou telle circonstance, et
surtout, il faut qu'il se garde bien d'attribuer
toujours aux eaux le mieux-être des malades
quand il est dû aux seules forces de la nature, au
voyage, au changement d'air et de régime, ou à
l'éloignement des affaires , etc.

Feu le Docteur Duchanoy, (1) mon oncle, dont
la perte m'est toujours présente, a laissé dans ses
papiers des notes sur les eaux minérales de Bourbonne; elles m'ont paru assez intéressantes pour
que je croie devoir les mettre au jour, et quoiqu'une partie ait été perdue, j'ai cru que c'était
une raison pour publier ce qui reste encore. L'on

---

(1) Il était médecin de l'hôpital militaire des Eaux de
Bourbonne, où il est mort en 1795 du Typhus, ap-
porté par les soldats refluans des plaines de Champagne,
où cette maladie a pris naissance dans l'armée prussienne.
Le docteur Duchanoy, d'un beau et grand caractère,

pourra avoir d'autant plus de confiance à ces observations, qu'elles sont le fruit de quinze années de pratique à Bourbonne, et à l'hôpital militaire des Eaux, ou leur auteur a observé journellement leurs effets (1).

Depuis nombre d'années, l'efficacité des eaux de Bourbonne est constamment prouvée par l'expérience journalière. *Hubert Jacob* dans un traité, imprimé à Lyon, en 1570 et en 1600, est le premier qui en ait publié les bons effets. Dans ces temps elles étaient déjà connues par leurs pro-

---

quoique naturellement froid, doué d'une gaîté aimable, d'une vivacité passagère, et cependant d'un *laisser-aller* qui formait une sorte de contraste, véridique, grave, de mœurs pures, d'une grande probité, d'une sagacité exquise, d'un esprit juste, d'un jugement sain, d'une pénétration profonde, d'une instruction solide et bien digérée; d'une vraie philosophie; enfin tant de qualités en firent un médecin d'un rare mérite, désintéressé, bon parent, compatissant, charitable, incapable de haine, ami sûr et d'un attachement durable.

> Dans le sentier de la droiture
> Il marche d'un pas affermi;
> Etranger à toute imposture
> Il joint l'esprit d'un sage, à l'âme d'un ami.

(1) Tous les paragraphes avec des guillemets, dont je ne nomme point les auteurs, sont de feu le docteur *Duchanoy.*

priétés toniques et excitantes, et ce traité réunit
en grande partie tout ce que l'on sait aujourd'hui
sur ces eaux ; seulement les cas dans lesquels on
doit les employer sont mieux déterminés qu'ils ne
l'étaient à cette époque. *Hubert* dit :

« Les douleurs de tête, quelqu'espèce de mi-
» graines entretenues par l'abondance de pituite,
» d'humeurs froides, se dissipent insensiblement
» et sont guéries.

» Le poumon farci de gros phlegmes qui empê-
» chent la respiration, faisant obstruction, diffi-
» culté de respirer, est déchargé ; le phlegme li-
» quéfié, fondu est plus facilement craché, digéré.
» Ici il faut l'assistance de l'expert médecin pour
» conduire les eaux.

» Pour douleurs d'estomac, et débilité, elles
» ne doivent point être négligées. Leur breuvage
» y est souverain, et emporte le poids par dessus
» tout autre remède.

» Elles sont singulières pour les obstructions
» du foie, de la rate, du mésentère, du pancréas,
» des reins, pour les vieux ulcères, la rétention
» des humeurs utérines, relaxation des ligamens
» de la matrice, stérilité, avortement, suffoca-
» tion et autres incommodités.

» Quant aux douleurs artritiques, sciatique,

» goutté, scorbut, c'est plutôt un miracle qu'un
» remède.

« Les fièvres invétérées, longues, lentes, noc-
turnes, quartes, intermittentes y sont aussi guéries.

» Elles sont excellentes pour chasser le sable, la
» gravelle des reins, de la vessie. Des graveleux
» en ont ressenti les admirables effets.

» Signament honorable homme, Claude Vos-
» gien, frère de Honnête Dame, Dame Hugues
» Vosgien, de présent demeurant à Coëffy, la-
» quelle m'a assuré que son dit frère, attaqué de
» coliques néphrétiques, de gravelle, après tous
» les remèdes imaginables, expérimenté même l'u-
» sage des eaux de Plombières, ne fut guéri que
» par la boisson de nos eaux de Bourbonne, et
» ce, en l'an mil cinq cent cinq, qui fut le com-
» mencement que nos eaux furent potables.

» La cachexie ou la mauvaise habitude de tout
» le corps, la jaunisse y sont guéries par la boisson
» de ces eaux qui mène le fiel en sa boursette ou
» réceptacle ordinaire, et y étant reçu, il ne re-
» gorge aux reins et vaisseaux, et ne rend le corps
» aussi jaune.

» La ratelle nourrie d'un sang grossier, ter-
» restre et mélancolique, en est soulagée par un
» grand et long usage.

» Les pâles couleurs des filles, les humeurs
» froides écrouelleuses, la mélancolie, les va-
» peurs, en un mot toutes les maladies froides
» et humides y trouvent guérison en buvant de
» l'eau et se baignant; l'expérience s'en fait si sou-
» vent, qu'il n'est besoin d'autre preuves et rai-
» sons, que la pratique journalière.

» Toutes les affections, maladies, symptômes
» auxquels nous avons dit que les eaux en bains
» apportent un notable changement, ou entière
» guérison, sont bien aidés et avancés dans leur cure
» par la boisson des eaux chaudes, car un mal at-
» taqué au-dehors et au-dedans par remède si effi-
» cace et salutaire, mal aisément peut-il résister.

» L'heure du jour pour boire les eaux, est le
» matin, la digestion bien faite, et après avoir
» très-peu soupé.

» La quantité d'eau se mesure selon la force
» et la capacité de l'estomac; on commence à en
» boire par six, sept, huit ou neuf onces, en aug-
» mentant de jour en jour, et suivant que l'esto-
» mac en pourra porter pour ne le point débiffer.

» Pour en recevoir soulagement il faut les boire
» peu à la fois, pendant quarante jours, puis
» après un repos suffisant, les boire encore qua-
» rante autres, les quarantaines étant fort recom-
» mandables pour la guérison.

» Plusieurs s'imaginent que pour prendre les
» eaux minérales de Bourbonne, il ne faille faire
» autre chose que de se jetter dedans à corps
» perdu, au surplus ils voudraient vivre à leur
» liberté, les autres mieux avisés, suivent l'avis
» du rationnel médecin.

» Pour régler les uns et les autres, il faut te-
» nir pour maxime que le régime de vivre est si
» nécessaire en buvant des eaux si minérales, que
» sans icelui on se tourmente en vain à prendre
» et faire tant de sortes de remèdes pour réta-
» blir sa santé. Tous ceux donc qui boivent ces
» eaux se doivent proposer la sobriété ès man-
» ger et au boire, et l'observer.

» Nos eaux de Bourbonne, outre leurs qualités
» manifestes, elles ont encore des propriétés oc-
» cultes, qui ne se reconnaissent que par une
» longue expérience, et font qu'il faut souvent
» s'opiniâtrer en leur usage pour bien des maux,
» nonobstant que quelque nouveau médecin vou-
» drait dire être contraire à certaines maladies ;
» car le résultat et fermentation ès mixtion de
» ces minéraux, fait ce que nous ne saurions ja-
» mais faire par art, et fait ce que le temps et
» l'expérience nous apprend. *Oribase*, médecin
» de l'Empereur Julien, parlant des eaux sem-

» blables aux nôtres, dit qu'il faut connaître la
» faculté des eaux par expérience; car d'en don-
» ner parfaite connaissance, cela ne se peut :
» *facultas sponte nascentium assumenda est ex*
» *üs quæ experientia comprobantur, exquisitam*
» *enim notitiam 'radere non possumus* (1).

CE QU'ON DOIT ENTENDRE PAR ANALYSE
DES EAUX.

» Il en est des eaux de Bourbonne, ce que
l'on pourrait dire peut-être de toutes les autres
eaux minérales, nous n'en avons point encore
de bonnes analyses. Je hasarde là une proposi-
tion qui, au premier coup d'œil, paraîtra bien
forte, mais on s'éloignera moins de cette idée,
si l'on veut l'examiner de plus près.

» Il faut distinguer au sujet des eaux deux sortes d'analyses, l'analyse chimique et l'analyse pratique. Quoique la première soit fort utile à la seconde, je ne crois pas qu'elle y soit absolument

____

(1) Traité des admirables vertus des eaux chaudes de
Bourbonne les bains en Bassigny, mises en lumière par
Hubert Jacob maître chirurgien d'Anrosey, au voisinage
de Bourbonne.

nécessaire (1). Nos prédécesseurs administraient les eaux, j'imagine, avec le même succès que nous, cependant ils étaient bien éloignés de connaître les principes chimiques, comme on les connaît aujourd'hui. Nos neveux probablement en auront une connaissance plus exacte sans être plus heureux que nous dans l'application qu'ils en feront dans les maladies.

» L'odeur du foie de souffre que les eaux de Bourbonne avaient ci-devant, et qu'elles n'ont plus depuis quelques années, dépendait des boues qui s'étaient amassées dans les réservoirs construits par les Romains, et qu'on a enlevées en reconstruisant les bains (1783). C'était donc à tort qu'on disait que ces eaux contenaient du *Souffre* et du

---

(1) Les observations pratiques sont bien plus certaines, pour apprecier les eaux minérales, que toutes les inductions qu'on peut tirer de leur composition chimique, malheureusement nous manquons encore d'observations cliniques, précises et exactes, sur l'emploi thérapeutique de la plupart des eaux minérales. Leurs effets sont à la vérité, très-composés, et très-difficile à apprécier, car indépendamment des propriétés mixtes et très-variables inhérentes aux eaux minérales en elles-mêmes, et relatives à leur composition chimique, ou à leurs propriétés physiques, d'autres causes en modifient essentiellement les propriétés médicinales.　　　　　　(M. GUERSENT)

Bitume ; elles reprendront un jour, mais avec le temps, ce goût et cette odeur de boue d'une espèce particulière, sans augmenter de vertus comme elles n'en ont point diminué en la perdant.

« Les eaux de Bourbonne doivent donc toutes leurs vertus à la combinaison intime de ces quatre choses, l'eau, le sel marin, la terre et ce principe quel qu'il soit, qui leur donne la chaleur. Ceux qui ont écrit sur l'art d'imiter les eaux minérales, ont pensé sans doute, que le feu ajouté aux eaux dans les laboratoires ou dans la cuisine, équivaudrait à celui que fournissent les entrailles de la terre. Ils se sont bien trompés. Hors de Bourbonne, les eaux réchauffées au même dégré qu'on peut les boire ici, purgent pour l'ordinaire et relâchent l'estomac, etc. ; sur les lieux au contraire, elles resserrent plutôt le ventre, et tendent les fibres. Il y a cependant des variétés à ce sujet sur les lieux. Je connais ici une personne , que six verres d'eau bue à la fontaine purgent trois fois, il lui en faut huit, quand il les boit à la maison. Une demoiselle demeurant à une lieue de Bourbonne vomissait toute la journée, elle buvait les eaux chez elle et continuait de vomir ; mais beaucoup moins, chaque fois que par hazard elle venait passer quelques jours à Bourbonne, elle ne vomissait plus dès qu'elle avait bu le premier verre à la fontaine, mais les vomissemens recommençaient vingt-quatre heures après qu'elle était rentrée chez elle. Enfin trois semaines d'un séjour constant ici l'ont guérie. Ces variétés et beaucoup d'autres tiennent à des raisons que l'analyse pratique fait connaître, et qu'il m'est impossible ne détailler ici. »

PROPRIÉTÉS PHYSIQUES.

Dans les temps froids et humides, il s'élève de la fontaine minérale une vapeur aqueuse assez forte, plus considérable en hiver, et dans le temps qui précède la pluie. Ceci est dû à l'atmosphère qui absorbe l'humidité d'autant plus facilement, qu'elle est plus sèche. C'est le baromètre ou l'hymètre des Bourbonnais.

De temps à autre il s'élève du fond de l'eau à la surface, des bulles d'air qui sortent en bouillonnant, en imposent à certains individus et leur font croire que l'eau est bouillante.

L'eau est très-limpide et chaude. Puisée à la source dans un verre, elle offre à la vue au soleil, de petites bulles d'air argentines, qui partent du fond et des parois du vase pour se rendre à la surface. Ces bulles d'air sont rares comparativement à celles du vin de Champagne qui sans être de la même nature, paraissent se conduire de même.

Elle a un goût légèrement salé , mêlé d'un peu d'amertume, sans âcreté , et elle a quelque chose de moëleux et de douceâtre.

Puisée à la fontaine, elle n'a point d'odeur; mais il s'en exhale dans l'établissement, une légère de gaz acide hydrosulfurique.

Elle est plus pesante que l'eau commune.

Elle n'est point susceptible de changer dans les orages, et ne se trouble jamais : ce qui indique que les sources sont profondes. On croit qu'elles sourdent perpendiculairement du centre de la terre.

L'eau de la fontaine sur la place, avait 46 dégrés de chaleur, au Thermomètre de Réaumur. Depuis les travaux faits en 1815, elle le fait monter à 47 dégrés et demi.

L'eau du puits des bains civils, portait avant l'époque ci-dessus désignée, 44 dégrés. Depuis les nouveaux travaux où l'on a aggrandi le puits et percé les étuves des Romains dans lesquelles l'air qui y était contenu faisait monter le Thermomètre beaucoup plus haut, l'eau est tombée à 35 dégrés et demi, et quelquefois à 32. Ceci n'est qu'accidentel, et parceque le puits est vidé partiellement tous les jours. Les murs du puits se réfroidissent et l'eau contenue dans les étuves des Romains, ne se renouvelant point, se réfroidit et communique du froid à celle qui arrive plus chaude de la source. M. Lefèvre médecin-inspecteur des eaux, m'a dit que le puits portait encore 44 degrés en hiver où l'eau n'est pas renouvelée.

Des deux puits de l'hôpital militaire, l'un est à 39 et l'autre à 34 degrés.

La source Marant ne donnait que 32 degrés de chaleur ; mais elle n'existe plus, elle a été refoulée en terre.

L'eau de Bourbonne vient naturellement chaude. La chaleur paraît être d'une nature différente que celle communiquée artificiellement. Cette eau semble unie plus intimement à la chaleur que l'eau commune chauffée au même degré. Il est aussi plus difficile de la mettre en ébullition. Puisée à la fontaine chaude à 46 ou 47 degrés et exposée au feu, quoiqu'avec toute sa chaleur naturelle, elle n'y bouillira pas plus promptement que l'eau commune de fontaine ou de rivière ; telle qu'on la prend avec toute sa fraîcheur, en quelque saison de l'année que ce soit. Elle se combine donc plus difficilement avec le calorique, et elle le perd aussi avec plus de difficulté.

Le linge lavé dans l'eau de Bourbonne prend une teinte rougeâtre.

L'on voit en assez grande quantité aux voûtes de l'établissement des douches, et aux endroits où l'eau transude constamment, des concrétions blanches, salines et terreuses.

Dans les bassins d'où sourdent les eaux, sont des boues ardoisées, noirâtres, grasses et onctueuses, dans lesquelles on trouve une terre siliceuse, à laquelle sont mélangées d'autres terres, une matière animale et végétale, et quoiqu'on n'en reconnaisse point dans les eaux une petite quantité de fer à l'état d'oxide, qui est enlevée par l'aimant sous l'aspect d'une poudre noire très-fine. Elles dégagent une odeur d'acide hydrosulfurique et d'ammoniac (1).

Les eaux minérales de Bourbonne qui renferment beaucoup de parties fixes, ne sont point sujettes aux changemens reprochés avec justes raisons, aux eaux martiales et aux gazeuses. Elles peuvent être transportées au loin et soutenir l'action même du feu, sans les éprouver. Elles ne sont point susceptibles de changer de nature par le repos, lorsqu'il n'est pas trop prolongé.

ANALYSE CHIMIQUE.

Toutes les fois qu'on s'est occupé d'une eau

---

(1) Voyez ci-après l'analyse.

minérale, l'on a donné une grande importance à l'analyse chimique. Elle était moins nécessaire à connaître, sans doute, que l'analyse pratique, et quoiqu'elle soit intéressante en elle-même, elle est de nature à exiger moins de détails et d'intérêts.

Les opérations chimiques auxquelles on est obligé d'avoir recours dans les analyses sont quelquefois capables d'occasionner des changemens essentiels dans les substances même qu'on cherche à reconnaître. Aussi ces analyses ne sont elles qu'approximatives, et il n'est dans l'intention d'aucun homme raisonnable de vouloir reformer les eaux telles qu'elles sont données par la nature.

L'opinion des meilleurs chimistes est que l'analyse d'une eau minérale ne peut être réputée exacte que lorsqu'en dissolvant dans de l'eau distillée, les principes qu'on en a extrait, on a réussi à reconstituer une eau minérale semblable dans toutes ses propriétés ; ils ont reconnu aussi qu'il n'y en a aucune à excepter de cette conclusion générale.

« L'ouvrage de la nature, dit *Parmentier*, a
« toujours un degré de perfection auquel nous ne
» pouvons atteindre quand nous y employerions les
» mêmes matériaux, et que nous connaîtrions par-
» faitement le procédé d'après lequel elle opère.

» La nature, dit M. Figuier, produit des effets
» qu'il n'est pas permis à l'homme de connaître

» ni d'imiter ; elle a à sa disposition , et le temps
» et les lieux, et quelques grands que soient les
» moyens de la chimie, ils sont bien loin d'égaler
» ceux que l'auteur de toutes choses met en usage.
» Les procédés synthétiques ne seront jamais
» aussi exacts ni aussi parfaits que ceux formés
» dans le vaste laboratoire de la nature. »

M. *Chaptal* dit que ceux qui s'occupent de l'examen des eaux minérales ne peuvent qu'en analyser le cadavre. Ne peut-on pas conclure, d'après ces différens auteurs, que les eaux minérales ont un principe inconnu, le même peut-être qui opère les guérisons extraordinaires qu'on leur attribue tous les jours. On ne peut pas assurer que ce principe soit le fluide électrique ou galvanique, on ne peut pas dire non plus qu'il soit semblable au principe de la vie végétative ou animale. C'est donc un principe *sui generis*, peut-être le même que celui de la chaleur, que nous ne pouvons que soupçonner raisonnablement ; mais, qu'il ne nous est pas permis de méconnaître par ses effets, principe qui leur donne cette propriété médicatrice tellement inhérente à elle-même, qu'on ne peut la trouver nulle part ailleurs (1).

----

(1) M. *Guersent* dit que, « Les eaux minérales naturelles s'électrissent évidemment plus ou moins, suivant l'état

» Les différentes matières , dit Chevalier, ob-
» tenues de nos eaux, par l'analyse, mise en
» dissolution dans une quantité d'eau simple,
» proportionnée à celle dont on les aurait tirés ,
» présente cette différence avec l'eau de la source
» minérale; que celle-ci a un goût plus moëleux,
» plus agréable que la première ; que celle-là
» laisse sur la langue et le palais une impression
» saumâtre, irritante. L'eau factice cause de la

particulier de l'atmosphère et du globe, en filtrant à travers des terreins de densité et de nature différentes. Les
médecins des eaux minérales ont très-bien remarqué que
celles qui sont chaudes, semblent bouillonner au moment
des orages, que leur température s'élève alors quelquefois, et que les malades sont désagréablement affectés de
ces changemens électriques.

Le calorique qui pénètre les eaux thermales de la même
manière que l'électricité, se combine et s'enchaîne aussi
intimement avec leurs autres principes constituans.....
Il est remarquable que le calorique qui échauffe ces eaux,
s'y trouve toujours dans un état de combinaison tout particulier, qui leur imprime, par rapport à nos organes, des
propriétés très-différentes de celles que nous pouvons
communiquer à l'aide de nos moyens artificiels de chauf-
fage. »

Son opinion est qu'on peut faire d'excellentes eaux de
Sedlitz et d'Epsum, mais qu'on ne peut imiter réellement,
ni les eaux de Balaruc, ni celles de Bourbonne.

» sécheresse et de l'altération, tandis que celle
» de nos sources produit l'effet contraire. »

N'ayant pu me livrer a l'analyse des eaux de Bourbonne, j'ai cru ne pouvoir mieux faire que de m'en tenir à celle de MM. *Bosc* et *Bezu*, chimistes recommandables par leurs talens autant que par leur modestie.

Elle fait connaître qu'elles contiennent par pinte pesant deux livres :

	grains cent.
1°. Hydrochlorate de chaux.	17, 52
2°. Hydrochlorate de soude.	101, 60
3°. Carbonate de chaux . .	2,
4°. Sulfate de chaux	17, 76
5°. Substance extractive mêlée à un peu de sulfate de chaux.	1,
Perte.	12
TOTAL. . . .	140, 00 (1)

Chaque fois que l'on a douté d'une expérience.

(1) M. Athénas, pharmacien en chef de l'hôpital militaire, s'est occupé depuis de l'analyse des eaux de Bourbonne. Elle diffère de celle de MM. Bosc et Bézu en ce qu'il ne parle point d'une substance extractive qu'ils y ont trouvé et qu'il a découvert une petite quantité de muriate et de sulfate de magnésie, une infiniment petite partie de

ou d'une quantité ; l'opération a été confirmée par un second essai. On peut donc compter avec confiance sur ces résultats.

---

fer et du gaz acide carbonique libre, mais du reste les mêmes sels qui la minéralisent. La voici :

sur un litre d'eau ,

	CALCUL DÉCIMAL	RÉDUCTION APPROXIMATIVE EN POIDS ANCIENS.
	grammes	grains
1° Hydrochlorate de soude.	4,76325	88
2° Hydrochlorate de chaux.	0,81075	16
3°　　id.　　de magnésie.	0.13925	3
4° Sulfate de chaux.....	1,02750	19
5°　　id.　　de magnésie.	0,35775	7
6° Carbonate de fer......	0,03125	1/3
Perte........	0,02650	1/4
Totaux......	7,15625	134

M. Athénas a reconnu non seulement que l'eau de Bourbonne tenait en dissolution un cinquième de son volume de gaz acide carbonique, mais que l'air qui s'élève

Les diverses substances découvertes par ces chimistes ont des propriétés particulières, surtout le muriate de chaux qui a été indiqué comme formant la partie principale constituante de l'eau de Bourbonne, par M. *Du hanoy*, frère du médecin de cette ville, dans son Traité sur l'art d'imiter les eaux minérales, publiées en 1780.

EFFETS MÉDICAUX.

Les effets médicaux des eaux de Bourbonne sont de deux nature; les primitifs ou sensibles, et les consécutifs ou insensibles.

Les premiers ont lieu spécialement sur la membrane muqueuse de la bouche, de la trachée-artère et des bronches, sur l'estomac et les intestins et sur les voies urinaires.

Les seconds plus lents, plus insensibles, se font ressentir sur les organes de la circulation capillaire sanguine et lymphatique, et sur les systèmes glanduleux et nerveux.

En buvant les eaux de Bourbonne, elles aug-

---

par bulles à la surface de l'eau était composé, d'acide carbonique 18 parties, d'oxigène 4,50 et d'azote 77,49.

(Ceux qui désireront plus de détails pourront consulter le douzième volume du Journal de Médecine Militaire, et un ouvrage plein d'intérêts sur *Bourbonne et ses eaux minérales*, de M. le docteur Renard, médecin d'une grande espérance.)

6

mentent l'action des glandes salivaires et des membranes muqueuses de la bouche, de la trachée-artère et des bronches.

Bues à la dose d'une bouteille, une bouteille et demie, deux bouteilles ou au plus trois bouteilles (il est rare qu'on la porte à cette dose), les eaux procurent trois ou quatre gardes-robes ; mais cela n'arrive pas chez tous : sur dix-sept personnes qui boivent les eaux modérément, quatorze sont purgées, les eaux ne produisent rien à deux autres, c'est-à-dire qu'elles ne les resserren ni ne les relâchent, et une personne est resserrée.

Les voies urinaires sont soumises à l'action des eaux beaucoup plus que les organes digestifs. Elles sécrètent considérablement, et l'on éprouve un flux d'urines très-abondant. Il n'y a presque personne qui n'y soit sujet, et il est beaucoup plus général qu'on ne pourrait l'imaginer. Cela est si connu que quelques personnes qui vont boire les eaux de Contréxéville, très-renommées dans les maladies des voies urinaires, prennent, en y allant, une demi-saison à Bourbonne, soit pour préparer à l'effet des eaux, soit pour les aider, et ils prennent une autre demi-saison à leur retour pour assurer leur succès.

L'eau ingérée, après avoir produit son premier

effet sur les membranes muqueuses et les premières voies, passe dans la circulation où elle
agit plus spécialement sur le système capillaire san-
guin. L'organe pulmonaire, par l'action qu'il en reçoit, est stimulé trop fortement quand il a des dispositions à être malade, et elle devient funeste dans
les maladies de poitrine où elle ne convient point.
Il n'en est pas de même des vieux catarrhes qui
ne se continuent que par habitude, et dans lesquels
la membrane muqueuse seule est le siége de l'affection : on ne doit donner que des toniques et
quelquefois des stimulans pour obtenir leur guérison ; l'eau de Bourbonne réussit bien alors, et à
peu près à la manière du punch ; mais je doute que
dans ce cas l'on vienne à Bourbonne chercher un
remède qni ne pent convenir qu'aux personnes
qui sont sur les lieux. Elle paraît agir défavorable-
ment sur le tissu pulmonaire et sur l'organe pulmonaire lui-même, tandis qu'elle agit plus efficacement sur la membrane muqueuse et sur les
criptes muqueux de ces parties.

Le système de la veine-porte, moins sensible,
moins irritable, est au contraire, soumis davantage
à son influence avantageuse ; aussi le foie (1), la rate,

____

(1) Le docteur *Duchanoy* a observé que les obstructions
ou tumeurs du foie commencent, par l'usage des eaux, à
devenir plus sensibles, et à augmenter de volume, puis

les reins, la vessie, l'estomac, le canal intestinal, le mésentère et l'épiploon en cas de maladies par débilité, en éprouvent une action favorable.

L'on ne peut pas concevoir l'action de ces eaux sur les vaisseaux, sans l'étendre au système nerveux. C'est dans les maladies de ce système où il est impossible de la mettre en doute. Aussi toutes les maladies nerveuses avec défaut de ton, seront avantageusement combattues par les eaux de Bourbonne; tandis qu'elles seraient contraires aux maladies nerveuses avec excès de ton.

Les eaux de Bourbonne sont utiles encore dans les fièvres intermittentes anciennes, et surtout les fièvres quartes qui ont résisté au quinquina et aux autres fébrifuges; dans l'hydropisie commençante qui en est la suite; dans les rhumatismes chroniques musculaires ou articulaires; dans les engorgemens et la rigidité des articulations, provenant, soit de causes internes, soit de plaies d'armes à

___

après elle se résolvent peu à peu. Cela avait été reconnu déjà par *Bordeu*, il dit que « une tumeur qui est sur le point de se résoudre acquiert ordinairement plus de volume; elle se gonfle et se durcit au point d'effrayer les personnes peu expérimentées. Il s'élève toujours une fièvre (au moins locale qui sert à remettre en mouvement les humeurs que la tumeur retient en dépôt, et à redonner aux fibres leur ton et leur action.

feu ou de toute autre espèce de contusion. Elles
contribuent à rendre plus souples les parties liga-
menteuses et tendineuses, et plus libres les mouvemens des membres qui ont restés long-temps
dans l'inaction à la suite d'entorses, de fractures,
à déterger les vieux ulcères, les plaies fistu-
leuses, etc.

Elles agissent de même dans les affections du
système lymphatique ou glanduleux ; dans les
scrophules, etc., j'ai vu l'usage des eaux de Bourbonne dans cette dernière maladie suivi des succès
les plus heureux et contre toute attente.

C'est surtout contre la paralysie qu'elles sont
renommées, et particulièrement dans les paralysies
causées par des coups ou des chutes, celles qui
sont la suite de l'apoplexie ou d'embarras des viscères abdominaux, ou d'affections rhumatismales,
la goutte sereine ou l'amaurose et toutes les paralysies locales ou partielles.

Elles seraient nuisibles, au contraire, dans les
paralysies nerveuses ou avec excès de ton, celles
produites par le virus syphilitique, etc. Enfin elles
auraient peu, ou point d'effets dans celle qui
est le résultat de la vieillesse ou de la désorga-
nisation.

Quoique les affections scorbutiques soient rangées dans la classe des maladies asthéniques, et que les eaux de Bourbonne réussissent mieux dans ces maladies, elles n'ont point l'énergie suffisante pour en triompher, et l'on est obligé de leur associer les anti-scorbutiques; mais elles sont utiles dans les convalescences de cette maladie, et elles en terminent parfaitement la cure.

La matrice est douée d'une sensibilité, d'une irritabilité et d'une vie qui lui est propre, son organisation est composée d'une quantité innombrables de vaisseaux capillaires sanguins et d'un nombre prodigieux de vaisseaux lymphatiques. Cet organe est susceptible de recevoir l'action des eaux de Bourbonne, d'autant qu'il contient plus de vaisseaux, et comme la sensibilité et l'irritabilité sont dues particulièrement au système nerveux, l'action qu'il en reçoit est d'autant plus grande que les filets sont plus fins, plus déliés et plus nombreux. Aussi il faut agir avec beaucoup de prudence dans les maladies de cet organe, et ne pas oublier que l'on peut avoir à craindre le trop d'irritabilité, les pertes, etc.

Ces eaux sont nuisibles dans toutes les maladies aiguës, telles que les fièvres gastriques ou bilieuses muqueuses ou catarrhales, etc. Toutes phlegmasies quelconques, les rhumatismes aigus, les affections goutteuses et nerveuses sthéniques, les épilepties, dans la syphilis ; les hydropisies trop avancées, les enkystées, les squirrhes, etc.

« Les eaux de Bourbonne sont en général, sur les lieux, *éminemment fondantes et toniques*. Elles n'affaiblissent point ; elles relèvent au contraire les forces, et souvent à ce degré qui irritent les nerfs et réveillent les spasmes et les convulsions (1).

» On les emploie cependant dans les maladies nerveuses, chaque fois que la cause peut être attaquée par ces eaux. Il est rare, et même pour presque toutes espèces de personnes, que les premiers temps de l'usage des eaux soient exempts de plus ou moins de tracasseries, puis l'habitude semble se former et tout marche de soi-même. Ce que je viens de dire est peut être un peu trop généralisé (2).

« On a déjà beaucoup écrit sur les eaux minérales,

______

(1) Elles raniment la circulation languissante, impriment une nouvelle direction à l'énergie vitale, rétablissent l'action de la peau, et les sécrétions viciées ou supprimées, provoquent des évacuations salutaires par les urines, ou les sueurs, elles produisent dans l'économie un changement profond qui amène presque toujours un mieux être.

(2) Le surplus manquait.

et cependant il est assez généralement avoué qu'on n'a rien encore d'assez fixe sur les principes qui les constituent et sur les propriétés qui les caractérisent. Ce défaut vient sans doute de ce que la chimie, dont l'art a poussé très loin l'analyse des eaux, n'a point encore de moyens sûrs pour en découvrir tous les principes, et de ce que les médecins qui se sont spécialement livrés à leur administration n'ont malheureusement que trop outrés leurs vertus. Aussi le praticien est-il souvent embarrassé sur la préférence qu'il donnera à une eau plutôt qu'à une autre, quoiqu'elles soient rangées toutes deux dans la classe qu'on vante pour la maladie qu'il a à traiter. Aussi les compagnies de savans demandent-elles de nouvelles analyses et de nouvelles observations à ce sujet.

» Attaché par le gouvernement à l'hôpital militaire de Bourbonne-les-Bains, un de ceux que le roi a destiné à ses troupes pour l'usage des eaux, j'ai pensé qu'il était de mon devoir de m'occuper sérieusement de cette partie de la médecine et de mériter de plus en plus sa confiance. C'est dans cette intention que j'ai relu tous les ouvrages que j'avais étudié autrefois, lu ceux dont je n'avais pas connaissance et que j'ai pu me procurer, que j'ai examiné non-seulement la méthode qu'on emploie ici, mais encore celles des différentes eaux minérales, tant de celles qui nous avoisinent que des pays étrangers où j'ai été, et qu'enfin j'ai suivi et observé de mon mieux les malades qui ont été confiés à mes soins dans l'hôpital et dans la ville de Bourbonne.

» J'ai vu avec grand plaisir que l'art des eaux minérales se perfectionnait ; mais je n'en ai pas moins été frappé des préjugés qui restent à vaincre, des incertitudes qu'il faut lever, et de la marche différente que suivent les médecins dans l'administration des mêmes eaux pour des cas semblables. J'ai surtout regretté de ne trouver dans les livres, rien ou presque rien qui eut trait à l'administration et à l'effet des eaux minérales dans les hôpitaux militaires destinés aux troupes pour leur usage. Cependant j'étais persuadé, avant d'y être employé, qu'il ne serait pas difficile d'y faire des observations, et je me promettais bien d'en rassembler un très-grand nombre, dont je rendrais compte à l'administration ou au public. Mais combien je m'étais trompé, et comme l'expérience m'a depuis désillé les yeux ! je suis presque persuadé aujourd'hui, qu'il est en quelque manière impossible aux médecins qui administrent les eaux aux soldats, de s'assurer d'aucune des observations qu'ils veulent y faire, et conséquemment d'en tirer aucun fruit pour la perfection de l'art.

« Ce que je viens de dire paraîtra sans doute un paradoxe à tous ceux qui n'auront pas été, comme moi, dans le cas de connaître les difficultés que j'ai éprouvées ; mais si parmi les médecins qui sont attachés au même service, il en est qui pensent différemment et qui croient que je n'ai pas examiné la chose de près et avec soin, j'admire leurs talens, j'envie leur bonheur, je les envie même, et j'ose leur demander compte du silence qu'ils ont gardé jusqu'à présent sur la méthode et sur les effets des eaux, relativement aux soldats qui en ont fait usage sous leur administration.

« L'homme qui a du zèle et du courage se roidit contre les obstacles et s'efforce de les surmonter (1).

MODE D'ADMINISTRATION DES EAUX.

« Pour juger en connaissance de cause de l'action et de l'effet des eaux, ce n'est pas assez d'en déterminer la constitution, il faut encore y joindre d'autres moyens et d'abord la méthode de les administrer. Il semblerait, au premier coup-d'œil, qu'il ne devrait pas y en avoir une générale, mais

---

(1) Ici il manquait deux feuilles d'écriture.

qué chaque maladie et chaque malade en exigerait une particulière. Ceci est vrai jusqu'à un certain point, et les médecins chez qui la routine n'a
pas prévalu, ou qui ne se laissent pas entraîner
par les préventions, se tournent et se retournent,
comme on dit, de tous côtés pour tirer des eaux,
le meilleur parti ; cependant on a adopté dans
chaque endroit des eaux, une méthode générale
de laquelle on ne se départ pas, ou si un médecin
se permet de la changer au besoin, il ne le fait pas
sans courir les risques d'une critique amère, et
souvent dangereuse et nuisible à sa réputation.
Bourbonne et Balaruc renferment, dans la même
classe ; les eaux qui se rapprochent davantage
par leurs effets. La méthode qu'on emploie dans
les deux endroits pour la même maladie, la paralysie, par exemple, est diamétralement opposée. Il semble qu'à Balaruc, on veuille la traiter par
les plus fortes secousses, et à Bourbonne, par des
mouvemens doux et gradués. Là on donne l'eau
comme purgative et comme fulminante, si j'ose
m'exprimer ainsi ; ici on n'est point fâché qu'elle
purge, mais on la donne plutôt comme un altérant
et comme une douce rosée qu'on cherche à insi-
nuer peu à peu partout. Là on emploie une très-
grande chaleur, ici on la craint et on la ménage,
souvent trop peut-être. Qu'elle est donc des deux

méthodes celle qu'on doit préférer ? Ne faudrait-il pas employer à Balaruc, la nôtre, et à Bourbonne, la leur ?

« Je suis persuadé qu'ici on jetterait la pierre au médecin qui voudrait prendre dans l'occasion la marche de Balaruc. Je ne sais s'il en serait de même là. Mais il n'est pas douteux que dans l'un et l'autre lieu on a eu de bonnes raisons d'adopter une méthode plutôt qu'une autre. C'est la description de ces méthodes que je voudrais qu'on nous donnât, en ajoutant les motifs qui peuvent mériter la préférence à l'une sur l'autre. On les discuterait probablement et à la fin on parviendrait à connaître la meilleure, car on l'a écrit depuis long-temps, c'est du choc des opinions que naît la vérité. Il ne faudrait oublier aucunes des formes sous lesquelles on administre les eaux. Toutes ont besoin de nouveaux éclaircissemens ; je citerai les principales.

BOISSON.

« La boisson des eaux n'est pas encore fixée d'une manière sûre pour la quantité. Les médecins étrangers, et surtout ceux de Paris reprochent à Bourbonne de la trop ménager à leurs malades. J'ai observé que les soldats à l'hôpital étaient plus souvent et plus abondamment purgés que les malades qui sont en ville. Cette différence viendrait-elle de la constitution du soldat en général plus vite affaiblie par toutes les sortes de débauches, ou de la quantité d'eau qu'il boit contre la prescription des médecins? Le peuple en général boit également davantage que les personnes des classes supérieures. Cependant les uns et les autres tirent du fruit des eaux; mais quel est celui qui guérit le plus sûrement et le plus promptement? C'est ce dont on n'est point encore assuré par l'observation, c'est peut-être ce qu'on n'a point suffisamment examiné, et c'est une des choses qui restent à faire. On disait surtout dans les provinces qui avoisinent Bourbonne, que ses eaux guérissaient ou tuaient, et qu'elles n'étaient point indifférentes comme celles de Plombières, de Bains ou de Luxeuil. Ce préjugé paraît avoir sa source dans leur plus grande activité, et dans l'abus qu'on faisait autrefois de la boisson et des bains trop chauds, et il tombe depuis que la méthode est plus modérée; mais ne l'est-elle pas trop, et ne devrait-on pas y mettre quelquefois plus de hardiesse? C'est encore ce qui reste à déterminer par l'obervation (1).

____

(1) Il y a des maladies où l'on ne donne les eaux qu'en

BAINS.

« Malgré ce que les médecins ont écrit sur l'action et les effets des bains, cette matière a besoin

------

boisson, par exemple, dans les fièvres intermittentes, les hydropisies, etc., à moins qu'il n'y ait trop de sécheresse, de rigidité et d'érétisme à la peau) alors quelques bains font cesser cet état de la peau en apportant plus de calme et de souplesse sur cet organe, et en rétablissant ses fonctions.

C'est dans les belles matinées, après le lever du soleil, que l'on va à jeun boire les eaux à la source. On laisse entre chaque verre, un intervalle d'un quart d'heure. Le premier jour l'on fait boire de 40 à 45 degrés de R. trois verres (*) d'eau, et l'on augmente tous les jours d'un verre jusqu'au sixième, mais rarement on passe cette dose, puis on continue la même quantité jusqu'au neuvième jour

Si le genre de maladie, le froid, la pluie, ou le brouillard ne permettent pas de descendre à la fontaine, il faut envoyer chercher l'eau à la source dans un vase bien enveloppé pour qu'elle conserve plus long-temps sa chaleur naturelle, et boire à la maison dans son lit ou en se promenant.

On peut boire aussi les eaux dans son bain, alors l'estomac environné d'une douce chaleur les digère aisément. Il ne faut donner la préférence à l'une de ces différentes

(*) La bouteille ou pinte de Paris, pesant deux livres d'eau, contient trois verres de chacun dix à onze onces.

de nouveaux éclaircissemens , et surtout d'éclaircissemens fondés sur l'observation. L'action principale des bains porte sur la peau et les houpes
nerveuses qui en font partie et d'où elle s'étend à
l'intérieur. C'est surtout à l'espèce de sensation
qu'ils font éprouver à cet organe qu'on doit en rapporter les effets. L'absorption de l'eau et des principes qu'elle renferme, y entre peut-être pour
bien peu. Chacun sait l'impression que font les
bains en raison de l'eau en général, et de sa température, et de ses principes fixes; mais je suis
persuadé que chaque espèce d'eau, cause à la peau
en bains, une impression propre, particulière et
dans mon sens *spécifique*. Cette dernière dépend
sans doute de l'ensemble des principes; mais peut-
être plus encore de l'espèce d'esprit minéral qui
vivifie chacune d'elles. C'est cette *spécificité* d'impression, c'est le principe dont elle dépend qu'il

manières qu'à celle qui permet aux eaux de passer le
mieux.

L'eau passe bien, lors qu'elle ne pèse pas sur l'estomac, et qu'elle ne cause ni gêne , ni douleurs de tête, etc.

Quelquefois les malades restent plus ou moins de temps
à les rendre par les urines; ils auraient tort de s'imaginer
qu'elles ne passent point , ils n'urinaient pas aussitôt après
les avoir pris.

faudrait tâcher d'observer et de déterminer par les faits : sujet délicat, difficile, subtil, à mon avis plus important qu'on ne pense, et nullement impossible à manier. Les bains de Bourbonne, par exemple, ne relâchent point et n'affaiblissent pas comme tant d'autres. Ce fait est-il bien vrai? vient-il plus de la nature de l'eau que de la douce température qu'on lui donne? adoucissent-ils la peau? lui donnent-ils cet onctueux qui plaît et que les femmes recherchent avec tant de soins? Les uns disent oui, les autres non. Il y aurait tant d'autres questions à faire et à répondre. J'espère qu'avec le temps tout se fera et s'écrira.

« La durée qu'on doit donner aux bains me paraît une matière neuve à traiter. Jadis les bains tempérés duraient au plus une heure aux eaux minérales; les bains chauds étaient moins longs. Il y a des endroits, tels que Barèges, où le grand nombre des malades exige encore que l'on s'en tiennent à l'usage ancien ; mais il en est d'autres, tels que Plombières, par exemple, où les bains se prolongent depuis quelques années jusqu'à deux ou trois heures, et souvent le soir comme le matin. Cet usage ou peut-être cet abus, semble gagner partout, et on voudrait l'introduire à Bourbonne. Il semble que la plupart des malades

n'estimeront bientôt, des médecins des eaux que
ceux qui leur recommanderont de demeurer long-
temps dans l'eau. Cependant cette longue durée
des bains est-elle plus utile ou efficace, indifférente
ou nuisible que celle qui est bornée à une heure ?
Le système parle, l'expérience n'a encore rien
dit, il faut s'en occuper.

« La température des bains qui paraît si facile à
fixer, et sur laquelle tous les médecins devraient
être d'accord dans les mêmes cas, offre encore une
question indécise. A Balaruc et à Barèges on emploie plus communément les bains chauds ; à Bourbonne on les proscrit, et il n'est qu'un cri en faveur
des bains doux. J'ai vu ici et dans toutes les eaux
que j'ai fréquentées, le peuple et le soldat se mo-
quer de la *douceur* des baius. Si les bains chauds
nuisent quelquefois, peut-être que les tempérés ne
guérissent pas aussi vite ni aussi sûrement. C'est du
détail des différentes méthodes et de leurs succès
bien avérés qu'on tirera enfin le secret de la nature sur ce point comme sur tant d'autres. Ce
serait surtout à Balaruc et à Bourbonne à se
mettre en parallèle, puisque ce sont les lieux qui
se rapprochent davantage par les effets des eaux. »

Les eaux de Bourbonne, outre leurs principes,
salins, contiennent une matière extractive ana-

logue à la gélatine et qui les rend onctueuses au toucher, elle favorise beaucoup l'action des eaux prises en bains. Cette observation qui a été faite pour les eaux de Plombières par M. *Vauquelin*, est très-applicable à celles de Bourbonne.

Jettons un coup-d'œil sur l'usage des bains chauds dans les maladies, quant à ce qui peut être applicable aux eaux minérales.

« Les bains chauds sont immédiatement exci-
» tans; mais leurs effets ne sont pas bornés à l'exci-
» tation. On doit aussi tenir compte de la trans-
» piration, qui est toujours le résultat secondaire
» de leur température. Ainsi, les avantages que
» la thérapeutique retire de ces bains peuvent
» être rapportés à leur action excitante, à la trans-
» piration plus ou moins grande qu'ils détermi-
» nent, à leur action révulsive.

» On emploie les bains chauds entiers pour
» exciter l'organe cutané et les tissus sousjacens,
» dans les douleurs rhumatismales chroniques et
» dans celles qui restent très-souvent aux articu-
» lations des membres à la fin des rhumatismes
» aigus. On les emploie pour remplir la même in-
» dication dans les paralysies locales, et celles que
» proviennent d'une attaque modérée d'apoplexie
» lorsque celle-ci a été combattue avantageuse-

» ment par les moyens connus ; ils sont utiles
» alors, quand on seconde leur action par celle
» des douches. » (*Hallé et Nysten.*)

Lorsque l'on est dans l'intention de prescrire
des bains chauds, il faut les faire précéder par des
bains tempérés, dont on augmente chaque jour
la chaleur (1).

L'on fait demeurer les malades dans les bains
chauds beaucoup moins long-temps que dans les
tempérés. Dans les paralysies et les gouttes sciatiques ils se prennent souvent très-chauds, à environ 36 à 40° de R., et lorsqu'ils sont entiers
et à cette température, les malades n'y restent
plongés que cinq ou six minutes. L'on reste plus
long-temps dans les bains moins chauds (de 30 à
34°) douze, quinze ou vingt minutes ou une demi-
heure, selon le degré du bain, la susceptibilité
des malades, le genre de maladies, et selon que
le bain est entier ou partiel. Dans ce dernier cas,
la durée du bain peut être plus prolongée.

C'est la méthode suivie à Balaruc ; mais elle est
totalement différente à Bourbonne où l'on ne donne

---

(1) On peut se mettre au bain revêtu d'une chemise
de laine qui mette à l'abri du froid les parties du corps
qui sont hors de l'eau. On doit se couvrir la tête pour
se préserver de l'influence de la vapeur.

que des bains tempérés, sans doute dans l'intention de porter plus de calme sur les organes ou
sur les parties sur lesquelles on doit agir. Dans
le premier endroit, il semble qu'on veuille faire
une médecine extrêmement active, dans le second,
les médecins paraissent vouloir se diriger d'après
l'observation.

Quelle est la méthode à préférer ? Je ne me
permettrai pas de décider un point de doctrine
qui, sans doute, a été bien discuté par des médecins également recommandables, avant d'adopter une méthode plutôt qu'une autre. Tous ont
eu des raisons très-bonnes pour appuyer leur méthode ; mais il semble qu'une exclusive ne doit
point être employée dans tous les cas de maladies ;
que quelquefois on doit se trouver mieux de
l'une que de l'autre, et qu'il est utile pour les
malades et pour l'art, de varier les moyens qui sont
à notre disposition.

DOUCHES.

« La douche est un jet ou une colonne d'eau
d'un certain diamètre qui frappe, avec une vitesse
déterminée, sur une partie quelconque du corps.
Le réservoir contenant l'eau qui sert à donner la
douche est plus ou moins élevé, et plus l'éléva-

tion de l'eau dans le réservoir est haute, plus la douche est forte. » Il part de son fond un tuyau qui se divise en plusieurs, et dont chaque division se termine par un robinet et un ajutage de rechange. Cet ajutage est en arrosoir, ou bien peut avoir, trois, quatre, cinq ou six lignes de diamètre. Elle n'est jamais, à Bourbonne, d'une dimension plus grande. Ce diamètre est plus ou moins grand pour modifier la douche, selon la sensibilité et l'excitabilité des individus, la nature des maladies et des parties sur lesquelles on la reçoit, la hauteur d'où elle vient et l'effet qu'on veut produire. La colonne d'écoulement doit être plus forte à la sortie du réservoir qu'à la sortie des ajutages tous réunis, de sorte qu'elle figure un cône.

La colonne d'eau tombe verticalement, c'est la *douche descendante;* elle est dirigée latéralement, c'est la *douche latérale ;* ou de bas en haut, c'est la *douche ascendante.* On a distingué encore les *douches au piston,* en *arrosoir,* en *nappe,* etc. La première est presque la seule en usage à Bourbonne. La douche ascendante s'applique spécialement au vagin, à la matrice, au rectum et au périnée.

« Une colonne de liquide qui frappe avec une
» certaine vitesse, une partie du corps, a, en

» général, pour effet d'exciter l'action organique
» de cette partie, d'y produire une sensation dou-
» loureuse, et d'en animer la circulation capil-
» laire de manière à occasionner de la rubéfaction.
» Cette excitation est en raison de la hauteur de
» la colonne et de son diamètre. La hauteur de
» la colonne ou celle de la chute est prise du
» niveau de l'eau dans le réservoir, et de son élé-
» vation au-dessus du point sur lequel se fait la
» percussion. Le diamètre de l'ajutage donne l'é-
» tendue de la surface frappée, proportionnelle
» au carré du diamètre.

» La partie excitée devient de plus, sensible à
» la percussion, et l'effet réel n'est plus calculable
» d'après les élémens qui donnent la force phy-
» sique de la douche, mais selon une progression
» croissante donnée par l'accroissement de la sen-
» sibilité et de l'excitabilité de l'individu ou de la
» partie; il se compose pour lors d'une cumula-
» tion d'effets successifs toujours croissans, et qui
» s'exagèrent outre cela par leur succession ou
» leur continuité. » (*Hallé et Nysten.*)

Les eaux de Bourbonne qui tiennent en dissolution des substances salines, agissent spécialement
d'après l'énergie de chacune de ces substances, la
chaleur naturelle, et en augmentant la densité du

liquide et la force de percussion, et surtout par leurs propriétés excitantes,

La douche augmente l'action des vaisseaux capillaires de manière à occasionner de la pâleur sur la partie où on la reçoit, pendant qu'il se manifeste de la rougeur sur toutes les parties environnantes ; après la douche cette rougeur se répand uniformément sur toutes les parties sur lesquelles la douche a frappé d'une manière continue. « A cette rougeur succède une sueur locale » qui devient ordinairement générale, surtout » lorsque la personne qui a reçu la douche se » remet au lit immédiatement après. Il est évident, » d'après cela, que la douche doit produire une » excitation organique, d'abord locale, puis générale.

» Il faut songer que la douche n'agit pas seule» ment sur les surfaces, que l'ébranlement qu'elle » cause se transmet et se communique très-pro» fondément, et s'étend jusque sur les articula« tions et sur les viscères des cavités ; elle agit » plus généralement encore, et elle occasionne » souvent un ébranlement dans tout le système » nerveux. » (*Hallé et Nysten.*)

« La plupart des malades viennent aux eaux dans le dessein d'y prendre beaucoup de douches, et le grand nombre des médecins leur imprime beaucoup de confiance dans ce moyen. Cependant est-il aussi eficace qu'on le pense communément et aussi nécessaire qu'on le dit? Question importante qui paraîtra ridicule aux yeux des personnes attachées à l'usage, mais que je crois importante et sérieuse, sur laquelle la pratique m'a forcé d'élever des doutes, et qui me paraît, quoiqu'on en dise, mériter un nouvel examen. Ce n'est point ici le lieu de dire ce que j'en pense ; j'aurai j'espère un jour, l'occasion d'expliquer ma pensée; en attendant, mon projet ne demande que de proposer le sujet d'une analyse-pratique des eaux.

« Les douches sur la tête passent à Bourbonne pour un remède des plus dangereux, et on n'oserait pas les y conseiller à personne sans faire crier au meurtre. On les administre néanmoins dans d'autres eaux aussi souvent que le cas le requiert, et dit-on, avec succès. D'où vient cette diversité d'opinion et de conduite? serait-ce que les eaux de Bourbonne ayant beaucoup d'activité par elles-mêmes font craindre pour la pléthore et l'abord du sang à la tête, et n'ont pas besoin d'un moyen qui l'excite davantage? ou de ce que les premiers essais n'ayant pas réussi pour une raison étrangère à la chose, on a excité des réclamations publiques et on n'a pas osé aller plus loin? ou plutôt de ce que les médecins qui ont fait usage de ce genre de douches, et ceux à qui elles sont familières à ce moment, n'ont ni assez développés les raisons sur lesquelles cette pratique est fondée, ni assez spécifiés les cas dans lesquels on les emploie, ni suffisamment détaillé la méthode qu'on suit pour les administrer ? Quant à moi, j'avoue ingénuement que l'obscurité qui règne sur cette matière dans les livres que j'ai lus, ne m'a pas engagé à introduire ici une pratique contre laquelle j'ai trouvé tous les esprits prévenus. J'ose donc demander en grâce aux médecins qui en ont l'habitude, ou de nous donner les détails nécessaires sur la méthode, les effets et les cas propres aux douches de la tête, ou de nous indiquer les sources où nous les trouverons suffisamment développés, en n'oubliant pas la hauteur de l'eau, le diamètre du tuyau, et les autres précautions à prendre. (1)

______

(1) L'on donne fréquemment à Tivoli, la douche d'eau commune froide sur la tête au malade, dans un bain chaud d'eau minérale factice de Barrège, de Balaruc, ou de Bourbonne, pendant tout le temps qu'il y demeure (trois quarts d'heure ou une heure), et l'on n'a qu'à se louer de cette méthode. Ne pourrait-on pas l'employer aussi à Bourbonne, dans le cas où il serait nécessaire de produire un effet révulsif de la tête sur les parties

« Il existe aussi des incertitudes par rapport aux douches abdominales ou sur le ventre. L'usage s'en est introduit depuis plusieurs années à Plombières comme dans d'autres endroits ; mais à Bains, Bourbonne, etc., on ne voulait pas en entendre parler, par la crainte que ce moyen ne nuise aux viscères ou n'occasionne des pertes, etc. Cependant on commence ici depuis environ cinq ans à les employer ; encore est-ce aux personnes qui avaient été auparavant à Plombières plutôt qu'à l'avis des médecins, qu'on doit les premiers essais dans ce genre. Dans quelles circonstances ce moyen est-il utile ou nuisible, nécessaire ou indifférent, etc.? c'est ce qui reste à examiner. On soutient à Bourbonne que les obstructions s'y fondaient aussi bien et aussi vite avant son usage qu'à présent. Cette prétention est-elle vraie (1)?

---

inférieures ? On n'y a pas l'habitude encore, dans des traitemens réguliers, d'employer l'eau commune avec l'eau minérale, et l'on pourrait, ce me semble, en retirer de grands avantages.

(1) De bons praticiens ont conseillé les douches légères sur les régions du foie et de la rate. L'effet que ces organes en reçoivent est plus immédiat, il peut être mieux secondé par les eaux prises en boisson et même en bains, et le mieux peut se faire moins attendre et être plus certain. Du moins ce sont les idées suggérées par la théorie ; mais

» Un moyen qui s'est aussi introduit depuis peu d'années, et dont l'usage n'est ni généralement connu ni universellement adopté, ce sont des douches ascendantes ou du fondement. J'ai vu les premiers essais à Plombières et dans les bains d'*Albert* à Paris. On en a construit une à Bourbonne dont peu de personnes ont fait usage, et dont les essais n'ont pas été tous heureux. Le défaut de succès que j'ai vu, tenait, ou à la constitution trop irritable des personnes, ou à l'abus que d'autres en ont fait. Mais il n'en reste pas moins à déterminer dans quels cas et dans quelles circonstances ce moyen peut être utile, indifférent ou nuisible, combien de temps une douche doit durer, si elle fait entrer beaucoup d'eau dans les entrailles, en quelle quantité dans un temps donné et avec le même jet, etc.

» A ce propos, je placerai ici un mot sur les lave-

---

il est nécessaire de les soumettre au creuset de l'expérience qui seule peut décider de l'efficacité de ce moyen. On peut choisir de préférence, dans ce cas, la douche en arrosoir qui a moins d'effet de percussion. Seulement on doit bien observer l'effet de la douche pour ne pas porter trop d'action, et occasionner des accidens que l'on ne peut prévoir assez, et auxquels on ne pourrait trop tôt remédier. J'engage toutefois les baigneurs à ne point faire usage de cette douche sans l'avis d'un médecin.

mens, qui diffèrent des douches ascendantes par la mécanique, mais qui n'en rentrent pas moins un peu dans la même classe pour une partie des effets. A Luxeuil, la plupart des malades croiraient avoir perdu leur matinée et négligé un des meilleurs moyens de guérison, s'ils n'avaient pris chaque jour presqu'autant de lavemens que bu de verres d'eau. On ne se contente pas de ceux du matin, on y retourne quatre ou cinq heures après dîner. Cet usage n'a pas pris de même à Plombières et à Bains où les eaux sont à peu près les mêmes, viennent peut-être toutes, comme on l'a dit, du même foyer, et ne diffèrent entre elles qu'en raison du plus ou moins d'éloignement de la source et des diverses terres par où elles passent pour arriver à chacun de ces trois endroits. D'où vient donc, dans un de ces lieux, cet amour des lavemens, et dans les deux autres tant d'indifférence ? On ne les emploie pas non plus, du moins très-rarement, à Bourbonne, quoique notre premier maître, A. *Petit*, ait eu dans les cas difficiles, grand soin de les recommander à ceux qu'il y envoyait. Son intention était sans doute de suppléer, par ce moyen, à la quantité d'eau qu'il croit nécessaire, que l'estomac ne digérerait peut-être pas, et de porter souvent le remède plus près du mal, sans avoir passé par les voies de la digestion. J'annonce que je les ai trouvés très-efficaces dans certains cas de dévoiement qui accompagnent les maladies chroniques ; mais en général ils m'ont paru resserrer trop. Il y a encore beaucoup d'éclaircissemens à demander et à donner sur cette matière.

« On est en apparence assez généralement d'accord partout sur les douches des extrémités et de l'épine du dos, sur leurs effets, sur leur manière d'agir et sur le temps de les appliquer. On les vante particulièrement dans tous les cas où il faut réveiller l'action des parties, pour détruire certaines douleurs, résoudre certains engorgemens, et rappeler le mouvement et la sensibilité perdus ou affaiblis. C'est pour cela qu'on les recommande dans les rhumatismes, l'engorgement des articulations, l'atonie des parties, et surtout dans les paralysies, etc. Cependant il est des cas où elles réveillent les douleurs au lieu de les ôter, où elles augmentent l'engorgement loin de le dissiper, et où elles nuisent évidemment dans l'atonie partielle ou totale. La paralysie est entre autres, la maladie dans laquelle les médecins et les malades donnent la plus grande confiance aux douches. J'ai pensé de même sur la foi des autres et sur la réputation de ce moyen, avant d'en suivre l'emploi journalier. Aujourd'hui mes idées changent à leur égard, et

j'ai cru m'appercevoir qu'il y a beaucoup de paralysies dans lesquelles les douches nuisent, quelques unes où elles sont décidément mortelles,
certaines qui n'en éprouvent aucun effet, et très-
peu où elles fassent un bien marqué. Je m'attends
que cet apperçu excitera des réclamations de toutes
parts aux Eaux. Je ne m'en crois pas moins fondé à
demander que la matière soit examinée de plus près,
et discutée de bonne foi ; car je suis ou bien malheureux ou bien maladroit, si les raisons que la pratique m'a fournie contre ce moyen, ne sont ni générales ni fondées. Ce n'est point ici le lieu de les développer et de les étayer de preuves, il me suffit de les
rappeler à l'examen. Si les circonstances me permettent d'en dire mon avis à la suite, je le ferai sincé-
rement, mais je dois attendre qu'il mûrisse.

« Dans quel temps faut-il placer les douches ?
Est-il nécessaire d'attendre après neuf bains selon
la coutume qui s'est introduite en certains lieux ?
Ne peut-on pas les prescrire plus tôt ou plus tard,
comme je l'ai vu pratiquer ailleurs ? Vaut-il mieux
les placer devant ou après, ou au milieu du bain ?
Je m'explique : la plupart des malades qui vont
aux bains publics, prennent la douche après s'être
baignés ; quelques uns restent dans le bains à peu
près une demi-heure, vont à la douche et retournent se baigner encore une demi-heure ou en-

viron. Enfin ceux qui se baignent dans les maisons particulières reçoivent la douche, pour l'ordinaire avant de se baigner, afin que l'eau de la douche servant au bain, ils épargnent l'argent que coûterait le double d'eau s'ils agissaient différemment. De ces trois manières, l'une vaut-elle mieux que l'autre et qu'elle est-elle, toute envie de singulariser à part ? C'est encore ce qui reste à déterminer par l'expérience.

« Les douches ne sont pas bien fortes à Bourbonne et le dégré de chaleur ne va guère au delà du 32 au 55 de R. On en emploie de plus fortes et de plus chaudes ailleurs.

« Les douches agitent ; dans un endroit font l'effet d'un rubéfiant, dans un autre d'une sorte d'épispastique, ailleurs ce n'est qu'une sorte de friction active. S'en trouve-t-on mieux et n'y aurait-il pas un moyen de déterminer un dégré uniforme de forces et de chaleurs des douches, de manière qu'en rendant compte d'une observation, on pût évaluer la force qu'auraient eues celles dont on se serait servies ?

« C'est la même remarque à faire sur la durée des douches. On les fait durer un quart d'heure ordinairement, quelquefois une demi-heure et même jusqu'à trois quarts d'heure, sur le ventre comme sur les membres. N'y a-t-il pas de l'excès ? On mé-

nage le devant de la poitrine, quoiqu'on les applique sur tout le reste du corps.

« Ce que je viens de dire des douches générales,
doit s'appliquer aux douches d'une partie, ainsi je
ne m'étendrai pas d'avantage sur cet article. »

Dans les hémiplégies, l'amaurose, la paralysie
des paupières, etc., on peut doucher la tête, le
nuque et les parties paralysées ; dans les paralysies
des membres abdominaux, on donne la douche
sur la colonne vertébrale et principalement sur la
colonne lombaire ; dans la sciatique, on douche
la partie rhumatisée et surtout le nerf à sa sortie
par l'échancrure sacro-iliaque ; dans les maladies
des jointures, on fait tomber la douche sur les
articulations malades, etc.

En général les douches excitent une fièvre locale, produisent un travail dans les parties malades,
rétablissent les fonctions viciées ou supprimées,
favorisent la détersion des ulcères, en fondent les
callosités et les ramènent à l'état d'une plaie simple. Souvent les vieux ulcères, suite de coups de
feu, sont entretenus par quelques corps étrangers.
La nouvelle inflammation, l'augmentation de la
supuration que provoque la douche, en déterminent l'expulsion. Les injectious, les dilatations,
les contr'ouvertures nécessaires ne doivent pas
être négligées pour remédier à la stagnation du

pus, et si l'ulcère est entretenu par une carie, il peut être nécessaire de découvrir l'os affecté pour enlever la carie, ou en procurer l'exfoliation.

ÉTUVES.

Les étuves humides agissent par le calorique combiné avec de l'eau en vapeurs. Elles excitent vivement la surface de la peau et déterminent une transpiration abondante; elles peuvent, en augmentant les fonctions de l'organe cutané, produire un effet dérivatif. Sous ces différens rapports, les étuves se rapprochent des bains chauds; cependant leurs effets immédiats ne sont pas entièrement comparables. Dans l'étuve humide, une couche de vapeurs se condense promptement à la surface de la peau; et dans le bain chaud, la pression et la densité du liquide se réunissent à la chaleur humide et en augmentent l'effet; de manière que l'on supporte bien plus difficilement une température élevée, dans l'eau, que dans un bain de vapeurs.

Les bains de vapeurs peuvent être administrés dans beaucoup de cas où les bains chauds conviennent, et surtout aux personnes qui seulement supportent ces derniers, soit à cause de la pression du liquide, soit par une disposition particulière.

li On peut recourir avec avantage aux bains de vapeurs dans les douleurs rhumatismales et sciatiques chroniques, les roideurs des articulations, la goutte, les douleurs vagues, etc.

Le pouls pendant le bain de vapeurs devient grand, égal, souple, quand le bain doit avoir du succès; tandis que s'il reste petit, concentré et fréquent pendant et après le bain, c'est un signe fâcheux.

Il est hors de doute que les bains de vapeurs sont trop négligés dans beaucoup de circonstances où l'on emploie les remèdes internes pour provoquer la transpiration; il serait préférable d'avoir recours à ce moyen.

On peut, suivant les localités et les circonstances qui exigent l'emploi des bains de vapeurs, y introduire le corps entier, ou le corps excepté la tête, ou une partie du tronc seulement, ou quelque membre isolément. Lorsque le corps entier est dans le bain, comme cela a lieu dans les étuves, une chaleur modérée, telle que celle de 3o et quelques degrés de Réaumur, suffit pour provoquer très-promptement une sueur générale; mais si le corps, la tête exceptée, est soumis seul à l'action de la vapeur, il faut un peu plus de temps, parceque la respiration se fait dans l'air du dehors qui n'est pas échauffé par la vapeur comme dans

le premier cas. Lorsqu'une partie du corps seulement est exposée à la vapeur, comme cela a lieu
dans une maladie locale, cette partie en reçoit
spécialement l'influence; mais si le corps est suffisamment couvert, et que la chaleur du bain partiel soit considérable, par exemple, de 40 à 45
degrés de Réaumur, la sueur devient générale au
bout de quelque temps.

On peut séjourner d'un quart d'heure à une
demi-heure dans un bain de vapeur entier, rarement davantage ; mais lorsqu'on respire au-dehors
l'on peut y rester plus long-temps (de une à deux
heures), suivant son degré de température, suivant qu'il est général ou partiel, enfin suivant l'effet
qu'on veut produire.

En sortant du bain de vapeurs, on se met dans
un lit bien chaud, on y sue considérablement
pendant une heure ou deux, et l'on y prend un
confortant. Le nombre des bains de vapeurs varie
selon le besoin et la force du sujet.

» Les étuves ou bains de vapeurs sont un autre
moyen d'employer les eaux qui manque à Bourbonne, et qu'il ne serait pas aisé d'y établir par
des considérations locales. Cependant j'y en ai
fait faire une portative, mais elle a peu servi. Il
serait possible d'en placer deux de cette espèce
aux Bains du Roi (*militaires*). Jusqu'à présent on

ne s'en est point occupé, peut-être parce qu'on n'a jamais cherché à y traiter aucun malade par les sueurs. Quoi qu'il en soit, pourquoi dans les eaux où il y a des étuves sont-elles toutes construites de manière que la tête y est renfermée avec le reste du corps? on y respire à peine, on y est presqu'étouffé; on s'y trouve bientôt mal; on peut, sans exagération, appeler ces étuves des *fonds de fosses*, des *cachots étouffans*. Ne vaudrait-il pas beaucoup mieux que les étuves eussent une construction telle, que la tête n'y fut point enfermée, comme j'en ai vu ailleurs et comme j'en ai fait faire une ici? S'il est des cas où il serait avantageux d'y renfermer la tête, on en conserverait une pour cet usage, il y en aurait bien peu, et quels seraient-ils? Du reste, a-t-on jusqu'à présent bien déterminé les cas où l'on doit employer les étuves, le temps propre pour les placer, et la durée qu'elles doivent avoir?

BOUES.

» L'usage des boues, autrefois si communs, si l'on s'en rapporte à ce qu'on en a écrit et à ce qu'on en dit encore, est aujourd'hui tombé en désuétude à Bourbonne. Serait-ce parce qu'on ne leur trouve pas les vertus qu'on leur prêtait jadis? parce que leur odeur déplaît aux malades? parce qu'on n'a plus d'endroit qui en fournisse de bonnes, et qu'on est obligé de les ramasser en grande partie, dans le ruisseau qui court au milieu de la place, dont il entraîne toutes les ordures étrangères? ou enfin parce que leur application occasionne presque toujours des érésipèles à la peau? A lire les précautions que *Baudry*, dans son Traité des Eaux de Bourbonne, exige à leur sujet, et à en juger par ma propre expérience, l'irritation qu'elles causent à la peau est forte et suffisante pour détourner le médecin qui aurait envie de les conseiller. On leur a peut-être attribué jadis plus de vertus qu'elles n'en avaient, peut-être ne s'y fie-t-on pas assez aujourd'hui. C'est un sujet à examiner de nouveau, et dont on tirerait probablement grand parti dans le cas d'atonie et d'indolence. Balaruc doit aussi, comme Bourbonne, fournir des boues et en prescrire l'usage. Dans quels cas et de quelle manière les employe-t-on? Quels sont les avantages et les désavantages qu'on en retire? Les expériences des médecins de ce pays et des autres lieux, comparées à celles faites à Bourbonne, jeteraient un jour sur ce remède qui ne mérite peut-être pas encore d'être autant négligé qu'il l'est ici (1).

----

(1) Leur action réside particulièrement dans les subs-

MÉTHODE A SUIVRE DANS L'USAGE DES EAUX.

« Est-il toujours nécessaire de commencer l'usage des eaux par plusieurs jours de boissons avant de prendre des bains ? ou ne serait-il pas souvent avantageux de conseiller plusieurs bains avant la bois-

---

tances qu'elles contiennent, dans la nature du limon qui s'en pénètre, et dans leur température. Elles étaient employées surtout en cataplasmes, sur les cicatrices mal consolidées, pour leur donner de la souplesse et de la force, de même qu'autour des articulations où elles ramenaient quelquefois plus de mobilité, dans les engorgemens lymphatiques ou scrophuleux des glandes et des jointures ; dans les entorses, les coups, les chutes, etc.

On y a reconnu de l'hydro-sulfate d'ammoniac, résultant probablement de la décomposition de l'eau et de la partie extractive qu'on y trouve. Ce gaz se dégage en quantité plus ou moins abondante dans l'état humide ; mais il est entièrement évaporé dans l'état sec (1).

(1) M. Vauquelin, dans l'analyse des boues de Bourbonne trouve que 100 parties bien desséchées contenaient

Matière animale	
Idem végétale.	15,40.
Silice.	64,40.
Fer oxidé.	5,80.
Chaux vive.	6,20.
Magnésie caustique. . . .	1,00.
Alumine.	2,20.

son? Cette double question, à mon avis, ne devrait point faire un problême. La nature des maladies et la constitution des malades doivent décider les médecins à choisir l'une des deux méthodes préférablement à l'autre, selon les cas. Cependant des praticiens ne laissent jamais baigner, qu'après avoir fait boire plusieurs jours leurs malades. N'ont-ils donc jamais eu à se repentir d'avoir suivi constamment la même marche? ou bien le hasard a-t-il voulu qu'ils n'aient à traiter que des maladies qui exigeassent toujours la même? Je sais que la plupart des malades toujours pressés de s'en retourner, espère qu'en buvant, baignant et douchant tout à la fois, et le plus tôt possible, ils en seront plutôt quitte et plutôt guéris. C'est en comparant les différentes méthodes, c'est en les analysant qu'on déterminera enfin la seule bonne dans tous les cas particuliers, parce que le système d'un ou de deux, ne peut faire loi.

PRÉPARATION NÉCESSAIRE

et remèdes auxiliaires à l'usage des eaux.

« La préparation nécessaire à l'usage des eaux n'est pas encore fixée. On doit la considérer sous deux points de vue : le premier regarde celle qu'il faudrait conseiller aux malades avant de les envoyer; le second, celle qui est nécessaire à leur arrivée. Quelques malades vont aux eaux préparés et bien préparés, d'autres ne le sont point ou le sont mal, d'autres enfin n'ont pas besoin de l'être. Cette préparation doit consister à disposer le corps à l'impression de l'eau dont il vient faire usage, et doit être variée selon les maladies, les tempéramens et les eaux qu'on désigne. L'on voit arriver à Bourbonne des malades à qui les eaux conviennent véritablement pour les maux dont ils sont affligés; mais leurs fibres sont dans un état de tension et leurs humeurs dans une fermentation (1) qui s'opposent à employer dans ce moment un remède aussi actif et aussi stimulant. Si l'on veut faire la préparation nécessaire, ils n'en ont pas le temps, si on les engage à ménager les eaux, ils pensent qu'on les amuse; si on est forcé de leur en laisser prendre plus que le cas ne le requiert, comme il arrive quelquefois, alors elles leur nuisent ou ne leur font au moins pas de bien. MM. les médecins qui sont presque toujours consultés sur la nécessité de prendre les eaux et l'espèce qu'on

______

(1) Qu'on veuille bien pardonner cette expression qui n'est plus dans les principes de la médecine du jour. Je me suis fait un scrupule de donner tout ce qui vient du docteur *Duchanoy*.

doit préférer devraient, quand ils ont décidés, prescrire aux malades la préparation convenable aux circonstances et qu'ils connaissent mieux que moi. Le plus grand nombre s'acquitte de ce devoir : aussi n'en parlai-je que par occasion et pour réveiller l'attention des inactifs. C'était la seconde espèce de préparation que j'avais en vue particulièrement.

» Autrefois quand les malades arrivaient aux eaux, on les faisait saigner le lendemain et purger le surlendemain ; il n'y a pas encore long-temps qu'à peine un seul échappait-il à cette routine. On a changé de méthode et on ne saigne aujourd'hui que dans le cas de nécessité bien marquée. On est peut-être tombé dans un excès opposé qui a aussi ses inconvéniens. Les hommes ne peuvent jamais garder un juste milieu. Il est des malades que les eaux tracassent ou ne soulagent pas, comme elles feraient, faute d'une saignée. Malgré tout ce qu'on a déjà écrit sur la pléthore nuisible à l'usage des eaux, il y a encore des recherches à faire pour déterminer les cas et les signes qui rendent la saignée indispensable ou favorable.

» On ne purge plus un malade le lendemain ou le surlendemain de son arrivée, à moins qu'il n'y ait des marques évidentes d'une sabure très-pressante ; mais il est rare qu'on ne le purge pas quatre, cinq ou six jours après. N'est-il donc pas des cas où il ne soit pas aussi dangereux de le faire, que de s'en abstenir dans d'autres, et quand il n'y a aucune apparence de sabure dans les premières voies, faut-il purger un malade, par la seule raison qu'il prend les eaux? Mais, dit-on, les eaux délayent les humeurs et les entraînent dans le sang, d'où le danger des fièvres, des apoplexies, etc. Frivole raisonnement, d'après lequel on tourmente au moins inutilement les malades, et nouvelle matière d'analyse pratique. Enfin ne suffit-il pas de purger seulement quand l'art en reconnaît le besoin par des signes évidens?

» Il en est de même de la médecine qu'on ne manque presque jamais de conseiller à la fin des eaux, d'après les mêmes raisonnemens et les mêmes craintes. Combien de malades qui se trouvaient assez bien ont été dérangés par ces médecines destinées à terminer l'usage des eaux, quand aucun signe n'en indiquait le besoin? Ne serait-il pas plus prudent de renvoyer les malades à leurs médecins et qui les purgeraient enfin au moment qu'il serait nécessaire, si ce moment se présentait? Mais quelles sont les circonstances précises où il serait utile de suivre cette marche? c'est ce qui reste encore à déterminer.

» Un autre objet d'analyse pratique non moins

important regarde les remèdes auxiliaires qu'on emploie et qu'on doit employer avec les eaux. Il n'est pas question dans cet article de la saignée et des purgatifs, je viens d'en parler ; mais des différens altérans qui se sont introduits dans l'usage des eaux. On s'est très-bien trouvé d'avoir associé les mercuriaux aux eaux de Barrèges : on est redevable de cette pratique à MM. *de Bordeu* qui en ont annoncé l'avantage. Ils étaient trop bons médecins pour ne pas s'en rapporter à leur assertion ; mais ils n'ont point détaillé leur procédé, et je désirerais bien le connaître, car je ne vois pas qu'ici cette association ait eu les mêmes succès, peut-être faute de méthode. Dans les maladies d'engorgement lymphatiques des glandes, des articulations, etc., on donne deux grains par jour de panacée mercurielle avec les eaux. Dans les maladies de la peau, gale, dartres, etc., c'est le soufre et la panacée mercurielle qu'on y joint. La plupart de ceux à qui on prescrit ces moyens, sont des gens, et surtout des soldats, qui ont subi des traitemens antivénériens ou antipsoriques, et qui conséquemment ont déjà, en quelque manière, usé la vertu de ces auxiliaires. Aussi n'ai-je jamais pu reconnaître qu'ils ajoutassent à la vertu des eaux, ni que ceux qui en usaient s'en trouvassent mieux que ceux qui n'en usaient pas. C'est peut-

être ma faute ; je suis bien éloigné de dire qu'ils
aient nui, mais je n'en soutiendrai pas moins que
l'association des remèdes auxiliaires avec les eaux,
est une matière peut-être encore neuve et qui
demande des recherches.

« Il en est surtout un genre dont on a souvent
besoin, qui serait très-utile s'il avait de l'effet et
auquel je vois donner une grande confiance et
dont je n'ai jamais tiré de fruit sensible, ce sont
les antiapasmodiques. La plupart des eaux thermales irritent les nerfs, celles qui passent pour
les plus douces en augmentent la vibratilité ou
l'agacent dans les commencemens. Les spasmes,
les crispations, les convulsions se réveillent ; on
veut les calmer sur-le-champ ou aider aux eaux à
les guérir avec le temps. Dans le premier cas on
emploie surtout les éthers dont on vante les succès
prompts. J'en ai donné, comme les autres, mais
je suis forcé de convenir, ou qu'ils ont été sans
effets, ou que si les accidens cédaient, ils faisaient
de même, dans les mêmes circonstances, sans
remèdes. Dans le second, ce ne sont plus les
liqueurs éthérées qu'on met en usage ; leur effet
est trop momentané ; mais on entasse ensemble
la valérianne sauvage avec le castoréum, l'assa-
fétida, le camphre, les fleurs de zinc, etc. Après
les eaux du matin, on donne ces drogues en pi-

lules, dans le jour ou le soir, enfin aux heures qu'on croit les plus adaptées à ses vues. Cette méthode a-t-elle un succès plus marqué que l'usage des eaux seules? Je ne le crois pas, excepté dans les cas où l'on veut capter la confiance d'un malade, ou relever son courage par des promesses, pour gagner du temps. Tout moyen de désennuyer son malade et de l'engager à continuer les eaux le temps nécessaire pour en tirer parti, est très-permis, ce n'est pas ce dont il s'agit, mais bien de décider si ces remèdes ajoutent à l'efficacité des eaux et dans quel cas.

« Un accident qui tracassent plus souvent qu'on ne pense, et le malade et le médecin dans l'usage des eaux, même des salines purgatives, c'est une constipation plus ou moins grande et opiniâtre. Les lavemens ne suffisent pas toujours et plusieurs répugnent à ce moyen. L'art enseigne tout ce qui est nécessaire pour parer à cet inconvénient; et il semble qu'on devrait être d'accord partout sur cet objet. Cependant on pense encore différemment, selon les lieux; et ce qu'a écrit *Lemaire* sur les purgatifs à employer avec les eaux de Plombières, est bien différent de ce qui se pratique à Bourbonne. Ce médecin ne permet que les laxatifs les plus doux, et il s'élève contre les plus forts, en citant même des exemples du mal

qu'ils ont produits. A Bourbonne, on emploie
presque continuellement les préparations d'aloës,
de jalap, etc., en général avec succès, quoiqu'on
en abuse quelquefois. D'où vient donc la crainte
du médecin de Plombières et les mauvais effets
des remèdes un peu actifs, tandis que les médecins de Bourbonne sont si hardis et s'applau-
dissent de leurs succès, et qu'elle est, sur tous ces
points, la pratique des autres eaux?

« Si l'on veut aussi rendre les eaux laxatives, ou
plus laxatives, on recommande en général d'y
ajouter un sel neutre quelconque. C'est entre
autres l'usage à Balaruc, tandis qu'à Bourbonne on
unit rarement les sels aux eaux, et on préfère les
préparations aloétiques. Pourquoi cette différence
dans les eaux qui se ressemblent de plus, et
quelle serait la meilleure des deux méthodes?

« Il est difficile de traiter des remèdes auxiliaires
des eaux, sans penser à la manière dont on peut
les mélanger, soit entre elles, soit avec des liqueurs
appropriées, comme l'eau de veau, ou de poulet,
le petit-lait, etc. Autrefois on entremêlait, dans
différens endroits, dans une matinée, les différentes sources qui s'y rencontrent. Par exemple,
aux eaux de Plombières, d'une source ou d'une
autre, on entremêlait celles de la Fontaine du
Crucifix, avec celles de la Savonneuse. On dit

qu'aujourd'hui on y boit beaucoup moins des eaux de ce lieu, qu'il semble qu'on n'y aille que pour s'y baigner, et qu'on y préfère souvent les eaux de Bussang, de Contréxéville, de Bourbonne. Les rapports ne m'ont-ils pas trompés ? les eaux de Plombières auraient-elles perdu de leurs vertus ? les maladies ou les constitutions auraient-elles un autre caractère, ou serait-ce une mode passagère ? J'en appelle aux médecins de ces eaux, qui peuvent seuls nous instruire.

« A Luxeuil, on ordonne quelquefois un verre d'eau chaude et un verre d'eau ferrée froide, et plusieurs de suite à l'alternative par matinée. Les uns commencent par l'eau chaude, les autres par l'eau froide, et continuent dans le même ordre. Quels sont les avantages d'un semblable mélange de chaud et de froid à l'alternative ; et y a-t-il des raisons de commencer plutôt par l'eau froide que par la chaude, *et vice versâ* ? Comment l'estomac n'en est-il pas affecté ? Dans quel cas faut-il s'en servir ?

« Cette alternative de chaud et de froid dans la même matinée n'a pas lieu à Bourbonne, peut-être parce qu'il n'y a qu'une sorte d'eau. Cependant on la coupe quelquefois avec une petite eau minérale fraîche, qu'on fait venir de *Larivière*, village à deux lieues *nord* de cette ville, et que les gens du pays estiment au moins autant que celles de Contréxéville. On les mêle ensemble, comme on fait avec l'eau de veau, le lait, etc. ; mais je n'ai pas oui dire qu'on ait essayé d'en donner, comme à Luxeuil, un verre de chaude et un de froide, chacun séparément et à l'alternative. Si cette méthode a des succès à Luxeuil, peut-être en aurait-elle à Bourbonne : du moins nous serons en état d'en juger et d'essayer, quand on voudra bien nous instruire des motifs sur lesquels on la fonde.

« En parlant d'eaux coupées, il me reste trois questions à proposer qui paraîtront probablement minutieuses au grand nombre, mais que je me crois en droit de faire, parce que je suis sûr qu'elles fond encore schisme entre les médecins.

« 1°. Est-il nécessaire de couper les eaux pour en modérer l'activité ? Les uns répondent que non, en ajoutant qu'il suffit d'en diminuer la quantité ; d'autres soutiennent qu'il est plus utile et souvent nécessaire de les couper, comme on fait de tout autre apéritif, dont la même espèce convient à différens, en l'étendant selon les circonstances, dans plus ou moins d'eau.

« 2°. Peut-on couper les eaux avec le lait, comme avec le petit-lait, l'eau de veau, les petites eaux minérales, etc. ? Cette seconde question tombe surtout sur les eaux salines, dont la nature ne semble pas faite pour ce mélange, et qu'on conseille dans les maladies où le lait ne convient pas en général. Les avis sont encore partagés à ce sujet, et si quelquefois on les coupe à Bourbonne avec le lait, on met si peu de ce dernier qu'il y est presque nul. C'est surtout pour les poitrines délicates qu'on prend la précaution de couper les eaux.

« 3°. De quelle manière faut-il couper les eaux? Je m'explique, par exemple, il est nécessaire de les couper avec le petit-lait : sera-t-il plus avantageux de mêler l'eau et le petit-lait ensemble? ou de donner les eaux pures le matin, et après une heure et demie ou deux heures qu'elles sont prises, le petit-lait? ou enfin de donner les eaux pures un jour, deux jours, trois jours de suite, et le petit-lait sans eaux dans le même ordre? Ces trois méthodes ont été employées et le sont encore; l'une est-elle préférable à l'autre, et dans quel cas?

« Je le répète, ces questions paraîtront frivoles aux yeux de la multitude, et seulement propres à faire rire; mais il suffit d'administrer quelque temps les eaux pour en sentir l'importance. Il n'y a rien de petit quand il s'agit de la santé des hommes. Je n'ai pas honte d'avouer que plus d'une fois j'ai été embarrassé sur le choix. »

9

DU TEMPS PROPRE A L'USAGE DES EAUX.

« Le temps propre à l'usage des eaux est encore
un sujet qui s'offre à l'analyse pratique. L'indifférence que l'on met actuellement dans le choix des
saisons, montre qu'il faut revenir sur cette matière.
Jadis on ne laissait prendre les eaux ni pendant
l'hiver, ni pendant l'été ; c'est-à-dire, au moins
pendant les grandes chaleurs : on préférait toujours le printemps et les commencemens de l'automne. Aujourd'hui à peine y voit-on quelqu'un
dans ces deux saisons réputées propres. Il semble
qu'on attende le fort de l'été. C'est du dix de
juin au quinze d'août qu'est la grande foule. J'imagine que les motifs qui déterminent cette préférence, sont plutôt pris dans l'égalité du temps
pour le voyage et le séjour aux eaux, que dans
les raisons de médecine. Cependant les grandes
chaleurs et les orages qu'elles excitent souvent,
gênent en général, beaucoup les buveurs d'eau,
et ne sont pas sans dangers dans plusieurs circonstances. Les apoplectiques et les paralytiques surtout en sont fort incommodés : on dirait qu'une
nouvelle attaque les menace, tant ils paraissent
lourds et mal à l'aise. J'ai grand soin, quand je
prévois un jour trop chaud ou orageux, d'avertir

ces sortes de malades, ou de ne point faire d'exercice, ou d'en modérer l'activité. Les personnes, même en santé, sont incommodées de semblables temps. Chacun convient qu'on ne doit point faire usage des eaux en hiver sans une vraie nécessité. La rigueur de la saison et la difficulté des chemins en sont des motifs plausibles. Mais quand il y a nécessité marquée, doit-on s'en abstenir? Les médecins des eaux disent que non, et y invitent les malades; mais les autres médecins sont-ils d'accord sur ce point, et ne feraient-ils pas bien d'y envoyer malgré la rigueur du temps? C'est ce qu'il faut leur prouver par des observations, surtout pour les lieux où l'on peut aller facilement comme à Bourbonne.

« L'été, abstraction faite de la commodité du voyage, est-il plus convenable que le printemps et l'automne? N'y a-t-il aucun motif de préférence tiré aussi de la médecine? et l'observation viendrait-elle à leur appui (1)?

Ce qu'on entend par saison des eaux.

« Qu'est-ce qu'on appelle saison dans les eaux?

______

(1) Dans l'hiver, la difficulté de voyager, le froid, la pluie, les brouillards qui ne permettent pas aux malades

Ce partage est-il nécessaire ? Jusqu'où peut-on aller et quand doit-on s'arrêter ? combien faut-il de saisons ?

» On nomme saison, un certain nombre de jours, pendant lesquels un malade fait un usage suivi des eaux, et autant qu'il est possible sans inter_ruption. C'est ordinairement, pour les femmes, l'intervalle qui se trouve entre deux périodes de leurs règles et pour les hommes à Bourbonne, une révolution de vingt-sept jours, dont les neuf premiers sont destinés à la boisson seule, les neufs

de sortir et de jouir des avantages de la promenade, la crainte bien fondée des affections catharrales, des rhumatismes, etc., éloignent les malades du séjour des eaux. Autrefois on regardait comme dangereux de prendre les eaux pendant les fortes chaleurs de l'été. On craignait de provoquer alors la nature à de trop grands efforts. Néanmoins il est prudent dans les chaleurs ardentes de modérer l'emploi des bains et des douches, qu'il faut même suspendre quand on a lieu de craindre une congestion sanguine vers des organes essentiels à la vie.

Les saisons les plus favorables à l'usage des eaux, sont le printemps, le commencement et la fin de l'été et la première partie de l'automne. C'est, en effet, dans ces temps que les forces vitales sont le mieux disposées à un travail qui doit amener la solution d'une ancienne maladie.

suivans à la boisson et aux bains, et les neuf derniers à la boissou et aux bains, aux douches. Les
femmes s'arrêtent pendant le temps de leurs règles seulement, et les hommes, après une saison,
huit, dix, ou quinze jours. Ensuite chacun re-
commence comme la première fois. Pendant la
saison, et quelquefois dans le repos, on place les
saignées, les purgatifs et les autres remèdes qu'on
juge nécessaires. Il y a quelquefois dans les saisons
de légères différences qu'il suffit de remarquer,
mais dont ce n'est point ici le lieu de parler.

» Sur quoi sont fondés ce partage et cette régularité des saisons? et sont-ils nécessaires? La nature s'est expliquée chez les femmes, et probablement on a suivi à peu près le même plan pour les
hommes. Cependant la constitution et la force de
ceux-ci leurs permettraient à ce qu'il semble, un
plus long usage qu'à celles-là, dont la délicatesse
et l'irritabilité demandent plus de ménagement;
peut-être même serait-il souvent utile et préférable d'aller de suite et de ne s'arrêter que quand le
malade commencerait à être fatigué, ou que les
eaux auraient fait la crise de la maladie. De cette
manière on ne s'arrêterait pas au moment où le
remède soulage et opère sensiblement comme je
l'ai vu plus d'une fois. Les hommes seraient probablement en état de soutenir des saisons plus lon-

gües qu'on ne les fait en général, si on juge de ce dont ils sont capables parce qui se passe chez les femmes. Celles-ci prennent le plus souvent deux saisons et quelquefois trois. Le temps des règles qui sert de repos, est-il bien un temps de repos ? n'est-ce pas plutôt un temps de tracasseries, d'incommodités et de douleurs ? C'est néanmoins en sortant de ce trouble et de cette nouvelle fatigue, qu'elles recommencent les eaux, ce que ne pourraient pas faire les hommes qui ne sont point sujets à ces inconvéniens. Il est encore un autre objet indéfini qui demande une nouvelle attention, c'est le nombre de saisons qu'on doit faire. Je sais qu'on se contente souvent de deux, mais on va dans certains cas à trois, et dans plusieurs deux auraient peut-être fait autant que trois. J'ai des raisons pour le soupçonner, mais je n'ai point encore assez de faits pour prononcer.

« La nature paraît donc avoir réglé le partage, le temps et la régularité des saisons ; le raisonnement dont je sens tous les motifs, est très-favorable à sa marche et à son plan ; mais l'observation n'a point encore fixé les limites qu'on devait mettre aux saisons, ni déterminé les cas où le plus ou le moins convenait. C'est ce que l'analyse pratique seule peut faire un jour d'une manière précise.

« Combien peut-on recourir d'années de suite
aux eaux ?

   1 Des crises pendant et après les eaux ;
   2 Du régime des eaux ;
   3 Des maladies ;
   4 Du plan de correspondance ;
   5 La péroraison » (1).

Crises des maladies pendant et après les eaux.

On nomme *crise* d'une maladie, un changement
en mieux ou en pis, qui survient pendant sa vio-
lence.

Ces changemens ont lieu assez régulièrement
dans les maladies aiguës ; mais ils sont plus rares,
plus insensibles, plus irréguliers ou se font attendre plus long-temps dans les maladies chroniques.

------

(1) Ici finit le travail du D. *Duchanoy* sur les eaux
minérales. On voit que son projet était de l'augmenter de
recherches puisées dans la pratique, et d'une correspondance à établir entre les différens lieux où il y a des eaux
minérales ou thermales. Ce projet de correspondance eût
été d'un grand intérêt, il aurait déterminé les médecins
des eaux à se réunir, à se communiquer les diverses observations pratiques sur la nature des eaux , sur leurs effets
tant généraux que particuliers , etc. Il est à regretter qu'il
n'ait pas eu le temps de le terminer.

Assez souvent même ils échappent à l'attention de l'observateur et des malades, quelque soin que l'on apporte pour les saisir (1).

Les crises sont précédées d'un travail de la nature et d'une sécrétion plus ou moins abondante des organes, qui, presque toujours, sont accompagnés de fièvre de courte durée, et quelquefois imperceptible; mais quoique ce travail soit peu appréciable, il n'en a pas moins lieu et il est suivi d'une évacuation critique, plus ou moins sensible.

Nous ne parlerons que des crises favorables des maladies chroniques à la suite de l'usage des eaux minérales de Bourbonne.

---

(1) Le sixième jour que *Galien* avait coutume d'appeler le tyran, dans les maladies aiguës, mérite d'être soigneusement remarqué. « Je me suis aperçu clairement » dans beaucoup de cas, dit *Bordeu*, que ce jour, à » compter du premier de l'usage des eaux lorsqu'on en » prenait une certaine quantité, avait quelque chose de » particulier, que les autres jours n'avaient pas, c'est-à- » dire, que la fièvre que les eaux procurent, est de la » nature des maladies aiguës. Serait-ce là la raison pour- » quoi les anciens fixaient l'usage des eaux à neuf ou » quinze jours, comme cela se pratique encore parmi le » peuple?

Les méthodes de traitement suivies dans cette ville et le climat, sont peu propres à provoquer les crises. Mais malgré qu'elles y soient peu sensibles, le mieux qu'on y éprouve n'est pas moins évident.

Les maladies chroniques sont celles principalement où l'on a recours aux eaux minérales, et dans ces maladies, les crises sont ordinairement peu remarquables; cependant de très-bons médecins ont observés que la solution de ces maladies ne s'opère quelquefois, qu'à l'aide des mouvemens fébriles assez prononcés, dont la durée plus ou moins prolongée réveille le mouvement organique, facilite les sécrétions et dissipe les maladies les plus rébelles. Mais si ces mouvemens fébriles nous éhappent quelquefois, n'est-ce pas la faute de nos organes, qui ne sout point assez délicats pour s'apercevoir de tous les changemens qui peuvent survenir? ou peut-on toujours espérer un mieux être d'après une méthode uniforme, douce, constante, et ne faudrait-il pas hasarder par fois la méthode de Balaruc, et dépasser, selon que les circonstances le requièrent, les bornes que l'on s'était prescrites? Dans les maladies chroniques, le grand art du médecin est de provoquer un travail de la nature qui procure les crises : heureux celui qui peut, de temps à autre, par une méthode perturbatrice réussir à provoquer ce travail, à donner cette fièvre, et à ramener la maladie à l'état aigu, moyens si puissans, que la nature emploie quelquefois pour la guérison (1). C'est dans ces maladies que l'on peut hasarder un peu plus d'activité dans le traitement. C'est toutefois avec une grande réserve que je propose cette méthode aux médecins des eaux. Ils pourront, mieux que moi, déterminer les cas dans lesquels ils jugeront dans leur sagesse la devoir mettre en usage.

Ils n'oublieront pas que ce point de la médecine est à faire entièrement, et qu'il faut des observations nombreuses, recueillies avec exactitude pour déterminer ce qu'on peut espérer des

---

(1) « Le médecin doit, dans le traitement de chaque
» maladie, s'appliquer à la simplifier autant qu'il est pos-
» sible, à lui donner une marche et une terminaison ré-
» gulières : cette conversion des maladies compliquées en
» simples, des malignes en bénignes, est sans contredit ,
» un objet des plus importans dans l'art de guérir. Le
» médecin doit encore, si les forces du malade, le degré
» et le caractère des maladies le permettent, changer les
» chroniques en aiguës, les invétérées en récentes, les
» particulières en général. » (*Recherches sur les maladies chroniques de Bordeu.*)

crises dans les maladies , à la suite de l'usage des eaux.

Ces crises se font le plus fréquemment par les crachats, les hémorrhagies, les selles , les urines et les sueurs, tantôt plus promptement , tantôt plus lentement ; mais elles arrivent plus communément un, deux ou trois mois, quelquefois même quatre mois après, et, chirurgicalement parlant, fort souvent par la sortie d'esquilles à la suite du brisemens des os , par une cause quelconque , ou d'autres corps étrangers.

La sécrétion de la muqueuse de la bouche , et des bronches ; celle de la muqueuse intestinale et des voies urinaires, ne peut pas être regardés comme une crise , mais seulement comme un effet des eaux.

La crise d'une maladie se fait rarement par les crachats, à la suite de l'usage des eaux de Bourbonne. Les organes pectoraux ne sont pas soumis à leur action bienfaisante, soit à cause de la susceptibilité d'organisation qui leur est propre, soit à cause du genre de maladie qui les affecte. C'est peut-être par cette raison que la nature se sert peu de cette voie pour opérer les améliorations dans les maladies ou les guérisons ; mais ne peut-on pas regarder comme critiques des crachats blancs, épais, muqueux, grisâtres ou jaunâtres survenus après l'usage des eaux, surtout lorsqu'il en résulte un mieux général ?

Les hémorragies critiques peuvent avoir lieu par le nez ou les hémorrhoïdes, ou en rappelant l'évacuation menstruelle, etc. pendant les eaux, ou peu de temps après les avoir quittées. Ce mode de crises, quoique plus fréquent que le précédent, l'est moins cependant que d'autres dont nous parlerons. S'il arrivait que des malades eussent pendant leur usage une hémophtysie, une hématémese, une ménorrhagie, etc. ces évacuations ne pourraient être considérées que comme symptomatiques, et elles seraient plus nuisibles qu'utiles. Cette raison suffirait pour en faire abandonner l'usage à ces malades.

La diarrhée qui survient quelquefois après les avoir quittées, et qui dure de six à huit jours ordinairement, est un autre mode de crise qui se répète plus souvent que les hémorrhagies. Assez fréquemment l'on éprouve, vers la fin de la saison des eaux, une constipation qui est remplacée par la diarrhée quand elle doit être le mode choisi par la nature pour la guérison des maladies.

Les crises se font plus fréquemment par les urines que par tous les autres émonctoires ; elles deviennent critiques quand elles sont plus abondantes, et qu'elles déposent par le repos, un sédiment blanc ou blanchâtre, qu'elles arrivent quelquefois après l'usage des eaux, et qu'après ces évacuation il y a un mieux être sensible. Il n'est pas rare, dit *Bordeu*, dans les maladies aiguës et chroniques, de voir sortir dans le temps de la crise, une grande quantité de suc muqueux avec les urines ; si on le sépare de l'urine il ressemble à du blanc d'œuf, et par sa consistance et par la propriété qu'il a de s'épaissir au feu. Cette matière est donc le suc nourricier qui a subi peu de changement : je l'ai vu abonder chez certains valétudinaires, et reparaître dans toutes leurs excrétions.

Les sueurs critiques sont le résultat d'un traitement rendu plus actif par la méthode qu'on a employée ; mais cette méthode n'est point en usage à Bourbonne. A Balaruc au contraire, l'on prend des bains et des douches d'une chaleur peu supportable, et capables de beaucoup augmenter l'action de la peau qui reçoit encore des étuves un surcroît capable d'occasionner des crises. Le climat plus égale, plus chaud, plus ardent, est bien propre à les rendre plus fréquentes et plus complètes.

L'on remarque aussi quelquefois des éruptious dartreuses ou miliaires, toujours d'un bon augure

dans les maladies internes. Elles dénotent en effet un effort de la nature, de l'intérieur à l'extérieur.

Quoique les accidens ne soient point susceptibles de la marche régulière de la nature et des crises dans les maladies, nous croyons ne pouvoir nous dispenser de rapporter à cet article, ce qui leur arrive. Fort souvent des plaies qui avaient l'apparence d'une bonne cicatrice, se renouvellent pendant l'usage des eaux, pour livrer passage à la sortie d'esquilles, d'os, de balles, de morceaux de vêtemens, ou d'autres corps étrangers puis se referment pour ne plus donner lieu à un semblable travail. C'est une propriété particulière de ces eaux de ne laisser dans l'économie animale, rien d'étranger à l'état naturel.

Maladie qui peuvent survenir pendant l'usage des eaux.

La fièvre qui survient est souvent un moyen de guérison employé par la nature. Pendant sa durée, il faut garder le repos, manger peu, suspendre les eaux, ne prendre aucun remède, et rester en expectation.

L'embarras des premières voies est une des complications les plus fréquentes due à la boisson des

eaux minérales. Il peut les empêcher de passer aisément ; alors on ressent du mal-aise, de la chaleur à la peau, une diminution de l'appétit, les forces languissent, etc. Cet embarras arrive ordinairement vers la fin de la première saison ou pendant la seconde. C'est dans l'intention de la prévenir que l'on donne communément un purgatif avant de prendre les eaux ou dans les premiers jours de leur usage. S'il était trop intense, cela exigerait leur suspension et l'emploi de moyens propres à faire cesser cet état.

Il est assez constant que les fièvres intermittentes se renouvellent pendant une quinzaine de jours vers la fin de la première saison. Mais cet accident, si c'en est un, ne doit point les faire discontinuer, et l'on peut regarder comme certain, que la fièvre cédera à la boisson des eaux.

Souvent les douleurs sont les avant-courreurs d'une crise favorable, par la peau, les selles, les urines, etc.

Les douleurs rhumatismales éprouvent assez fréquemment un renouvellement de paroxisme, et sont quelquefois plus intenses. Elles se font ressentir pendant un temps plus long que les fièvres intermittentes, et n'en doivent pas moins céder après que le malade a quitté les eaux.

Les douleurs qui arrivent dans les membres pa-

ralysés, sont toujours, ou presque toujours, d'un pronostic favorable. Elles sont le diapason de l'action des eaux et de la susceptibilité des parties qui n'est pas encore éteinte, et plus les douleurs sont fortes, et les mouvemens nerveux, ou *musculaires* fréquents, plus il y a de probabilité de guérison.

Il en est presque de même des convulsions dans les maladies nerveuses. Elles deviennent plus fortes et plus fréquentes; mais souvent elles exigent la cessation des eaux, quand leur action est trop considérable.

Les pesanteurs, les vertiges, les étourdissemens, les attaques renouvelées d'apoplexie, qui surviennent dans les temps chauds et orageux, sont du nombre des accidens les plus grâves qui quelquefois peuvent arriver. Aussi cela a-t-il fait suspendre les eaux dans les grandes chaleurs et peut-être a déterminé le partage en deux saisons, du temps pendant lequel on les prend. Une raison qui peut avoir motivé ce partage, c'est que l'on a vu que les malades après les eaux, pendant un temps plus ou moins long, se fatiguaient, s'habituaient au remède, et que son effet sur l'économie vivante, allait toujours en décroissant. En faisant reposer les malades, on rompt les habitudes, et quand ils reprennent les eaux, ils en éprouvent le même accroissement de mieux qu'en les commençant (1). La conduite subséquente doit être la même que dans une première attaque d'apoplexie selon les circonstances qui l'occasionnent, et l'état particulier de l'individu qu'elle frappe.

Les eaux de Bourbonne, donnent au virus syphilitique une action qu'il n'aurait pas eu d'abord. Tels qui avaient contracté la maladie avant de partir ou en se rendant à Bourbonne, ont vu, après quelques jours de boisson, les symptômes survenir, prendre plus d'intensité et avoir un accroissement plus rapide que dans la marche ordinaire et ont été forcé de suspendre les eaux pour faire le traitement de la maladie, ou tels qui avaient de vieux reliquats ou chez qui elle était mal guérie se sont de même vus obligés, par les accidens quelles faisaient naître, de les suspendre pour ne s'occuper que de la syphilis. Après le traitement, l'on peut revenir avantageusement à celui des eaux minérales pour la maladie qui avait motivé

---

(1) L'administration des hôpitaux civils de Paris nous ayant chargés, M. *Duchanoy* et moi, de suivre le traitement de quelques malades des hôpitaux, envoyés au traitement des eaux minérales factices de Tivoli, nous avons observé cette nuance bien sensible qui avait lieu comme aux eaux minérales naturelles.

en premier lieu l'envoi des malades. Mais, dans tous les cas, l'on ne peut point leur attribuer le développement de la maladie ; il n'a lieu que quand le principe existe.

CHAPITRE II.

RÉGIME.

On distingue la diète du régime : la diète est la privation absolue ou presque absolue des alimens, le régime est le choix des alimens. Ce dernier est d'une bien plus grande importance qu'on ne le croit communément. Il doit traiter en général de tous les objets qui peuvent contribuer à maintenir ou a rappeler la santé et entretenir le bon état des organes. Il comprend aussi les passions et les affections morales qui ont une influence si puissante que, bien dirigées, elles peuvent être d'un grand secours dans la cure d'une foule de maladies rebelles à tous les autres moyens.

« J'appelle régime, dit *Galien*, non-seulement ce qui regarde le boire et le manger, mais encore le repos, l'exercice, les bains, l'usage des femmes, le sommeil, les veilles, enfin tout ce qui concerne l'état naturel du corps humain ; il a rapport à l'état de santé et à celui de maladie. » Les médecins pytagoriciens nous ont laissé les meilleures règles à suivre sur le régime. Ils mesuraient l'exercice, le repos, le boire et le manger, ils déterminaient le choix et la préparation des alimens. Presque réduits à ce moyen de guérison, ils durent nécessairement en étudier toutes les parties avec un soin minutieux, et c'est là ce qui explique la simplicité de leurs traitemens, leurs succès et la rareté même des maladies. La médecine d'Hippocrate, dans les maladies chroniques, se bornait d'une manière presqu'absolue à la prescription du régime, à l'exercice, aux bains et aux frictions. Il n'avait presque jamais recours aux remèdes, et il s'en trouvait bien. « Les anciens, dit Aubry, faisaient du régime leur principal moyen de traitement, parce qu'ils en connaissaient mieux que les modernes toute l'utilité ; que peut-être aussi ils savaient s'en servir avec plus d'art.

Dans les maladies chroniques, le régime alimentaire doit être subordonné à une foule de circonstances individuelles ou étrangères que le médecin doit saisir, parce qu'elles doivent être ses guides, ou que du moins elles apportent de grandes modifications dans la quantité et la qualité des alimens ; mais il ne devra jamais oublier que ce

n'est qu'à la longue et avec la plus grande cons-
tance qu'il doit en attendre des résultats heureux.
Si les effets d'un bon régime ne se font sentir
qu'après un temps plus ou moins éloigné, ils sont
en revanche presque sûrs.

Pour une bonne application du régime, il s'agit
d'établir ce qui convient le mieux à chaque individu, à chaque âge, à chaque sexe, à chaque
tempérament, et rien sans doute n'est plus difficile, parce que cela suppose une connaissance
profonde de l'état du malade et des ressources de
la nature, des notions exactes sur les changemens
qui peuvent survenir dans l'économie animale et
qui nécessitent autant de variations qu'il y a d'individus.

L'on peut s'en tenir dans la plupart des cas pour
la guérison des maladies, aux préceptes du régime ; mais si cela est vrai dans les maladies aiguës,
combien cela n'est-il pas plus réel encore dans les
maladies chroniques ! Le régime est souvent le
seul secours dont la nature ait besoin pour se ré-
habiliter dans ses fonctions. Les médecins des
eaux minérales ne doivent être que loués d'être
très-stricts dans cette partie du traitement qui est
d'une telle importance que sans elle on ne peut
raisonnablement point espérer de succès. Ils éprouvent souvent des oppositions de la part des ma-

lades mêmes qui n'ont pas la force ou le courage
de se soumettre aux privations que leurs maladies
devraient leur imposer. Avec son secours on aurait, le plus souvent, moins d'accidens à com-
battre.

A Bourbonne le régime des eaux doit être tonique ou fortifiant, analeptique et de facile digestion ; c'est-à-dire que les organes chargés de cette
fonction doivent l'opérer sans fatigue. Il faut donner à l'estomac assez d'alimens pour le soutenir ;
mais que leur digestion ne produise aucun travail
surnaturel, pour laisser aux eaux toute liberté
d'agir. Il doit être plus animal que végétal et mo-
difié selon l'âge, le sexe, les habitudes, les tempéramens, les maladies ; etc., selon que les saisons
plus ou moins chaudes ou humides le nécessitent, etc. Le médecin se rappelera donc que les
femmes peuvent user d'alimens plus aqueux ; que
les hommes ont besoin de nourriture plus substantielle ; que les gens aisés habitués à une table
somptueuse demandent des mets plus délicats que
ceux accoutumés à une nourriture plus grossière ;
que tels tempéramens exigent des alimens légers
et en petite quantité, et que tels autres veulent des
alimens substantiels et en plus grande abondance ;
que dans le printemps on peut permettre plus
d'alimens que dans l'été et l'automne ; que dans

les chaleurs et dans l'humidité l'on a besoin de meilleurs toniques, etc.; que les maladies que l'on a à traiter peuvent être dues à une dégénérescence produite par le mauvais régime dans les maladies, soit par excès, soit par le manque des choses nécessaires, etc.

On s'est beaucoup relâché, dans les eaux minérales, sur le régime; il ne mérite cependant pas d'être autant négligé. Ce que je vais dire peut être appliqué à la plupart des eaux minérales, mais il est particulièrement destiné pour Bourbonne.

ALIMENS.

Air.

L'air est le premier des alimens : il est l'agent principal de notre existence, il nous est nécessaire dès le moment de notre naissance, il nous est indispensable dans tous les instans de la vie, et il ne cesse de nous être utile qu'à la mort. Par sa ténuité et sa fluidité, il s'insinue non-seulement, par la respiration dans nos poumons; mais encore, par les alimens, dans l'estomac, le chyle, le sang et tous les organes sécréteurs où il porte ses bonnes et ses mauvaises qualités, et les communique à l'économie animale. Il est par conséquent la source de beaucoup de maladies, suivant les variations qu'il éprouve dans ses qualités et les émanations étrangères dont il peut se pénétrer. L'air ambiant a aussi son action sur la peau, et les miasmes délétères dont il est le moyen de communication, qui sont quelquefois la cause de maladies extrêmement graves, en sont la preuve (1). S'il est frais et pur, il aide la digestion; s'il est trop froid ou trop chaud, trop sec ou trop humide, ou chargé d'exhalaisons putrides ou d'odeurs fortes, ou d'autres substances dangereuses, il la trouble. Par son ressort il tient en équilibre les liquides avec l'air extérieur; trop chargé d'électricité et de calorique il porte sur le sang une dilatation trop grande, les vaisseaux sont gênés, embarrassés, et il dispose à l'apoplexie, beaucoup plus fréquente dans les temps chauds et orageux.

On respire à Bourbonne un air salubre : sur les côteaux il est plus vif, dans les vallées il est plus tempéré, et partout l'on y est exempt de l'influence

----

(1) Tous les médecins reconnaissent que l'air contient les vapeurs aqueuses, méphitiques et marécageuses, les exhalaisons de toute nature, et toutes les parties qui se détachent des corps et qui sont assez raréfiées pour flotter dans l'atmosphère.

des émanations des eaux croupissantes dont il n'y a nuls vestiges. Tout le pays est en pleine végétation, et l'on sait que les plantes ont la propriété singulière d'exhaler, le matin et dans le jour, du gaz oxigène, qui sert à renouveler la quantité que nous consommons. Le soir l'air est chargé d'humidité et la nuit les plantes exhalent de l'acide carbonique : ce qui doit empêcher les baigneurs de sortir le soir et d'avoir des fleurs dans leur chambre la nuit.

Les malades qui arrivent à Bourbonne doivent choisir plutôt un appartement élevé qu'un rez-de-chaussée; renouveler souvent l'air des chambres qu'ils habitent ; ne pas s'y renfermer et y passer toute la journée au jeu ; mais se livrer à la gaîté, au contentement, à la satisfaction que procurent la société, les promenades, les parties de plaisir, etc.

PAIN.

Le pain est la nourriture principale de l'homme. Toutes les espèces de froment contiennent la fécule et la matière glutineuse dans des proportions convenables pour la fabrication du pain. Pour qu'il soit bon il doit être bien manutentionné, bien levé, bien cuit. Celui de froment lève le mieux

et le plus également ; il est le plus léger, le plus
nourrissant, le plus facile à digérer et le meilleur
an goût. Le froment et le seigle sont les deux
seules céréales employées à Bourbonne pour la
confection de cet aliment ; mais on ne se sert généralement que du premier. Les boulangers et les
particuliers ne se servent que de l'eau minérale
pour pétrir leur pâte, et le sel qui y est contenu
est suffisant pour leur donner un goût agréable , sans être obligé d'y en ajouter. L'eau ne peut
rien renfermer de malfaisant puisque tout le
monde en fait usage et s'en trouve bien. Le pain
des boulangers laisse quelque chose à désirer du
côté de la manutention et de la cuisson. Les particuliers le font généralement bien. Quelques-uns
ont l'habitude d'y mélanger une certaine quantité de pommes de terre qui , bien manipulées ,
a l'avantage de lui donner un goût plus délicat et
de le tenir frais. Cette pratique n'a aucun inconvénient au contraire, elle le rend moins lourd et il
est d'une plus facile digestion. Un tiers de seigle
mêlé avec deux tiers de froment font un pain un
peu plus laxatif que celui de froment pur, et ceux
qui sont sujets à être constipé peuvent en user de
préférence. La croûte de pain bien levé , bien cuit
est plus légère , plus nourrissante et plus facile à
digérer que la mie. Le pain sec et dur n'a point

la même saveur, ni les mêmes avantages que la croûte, et bien des estomacs ont de la peine à le supporter.

Le vermicelle et la semouille, qui sont une pâte faite de farine, d'œufs et de safran, conviennent très-bien à l'estomac. Le gruau d'orge et d'avoine cuit dans du bouillon gras fait un potage très-nourrissant et plus rafraîchissant. Le riz du Levant est meilleur que celui du Piémont. Cuit au gras il est préférable qu'au lait. Il est très-doux, très-nourrissant et convient mieux aux personnes qui ont le ventre trop libre. On l'aromatise quelquefois avec du safran qui peut aider la digestion ; il est pectoral, tonique et analeptique.

VIANDE.

Aucune substance ne renferme autant de parties nutritives que la chair des animaux ; mais les différentes parties qui la constituent la contiennent dans des proportions variables. Toutes ces parties sont plus ou moins nourrissantes et d'une digestion plus ou moins facile selon qu'elles sont tirées de jeunes ou de vieux animaux, de mâles ou de femelles, des animaux terrestres ou aquatiques, de ceux habitués au travail ou pourris dans une étable, en cage, ou en plein air, de ceux qui sont retenus en captivité ou de ceux qui ont leur entière liberté, etc.

La chair rouge ou musculaire est la plus propre à notre assimilation. Elle a pour base la fibrine unie à une substance gélatineuse et à l'osmazome, et souvent à des substances graisseuses.

Il est probable que la *fibrine* s'assimile aisément et nourrit vîte : elle produit pendant le travail de son assimilation, plus de chaleur que les autres substances moins animalisées. Dans les chairs des jeunes animaux et dans les animaux tendres, cette partie a moins de consistance, et la gélatine mélangée dans une grande proportion, contribue à en rendre la division plus facile et la digestion moins pénible ; elle donne aussi beaucoup moins de matière excrémentitielle.

La *gélatine* est d'une digestion facile et prompte, son assimilation est accompagnée de peu de chaleur, en sorte que les alimens qui la contiennent en grande proportion, même dans les animaux, ont été regardés comme rafraîchissans : tels sont le veau, le poulet, l'agneau, le chevreau, etc. ; mais beaucoup d'estomacs ne s'en accommodent point et une nourriture plus substantielle et plus fortement animalisée leur convient mieux. L'effet bien connu des viandes qui ne sont pas faites est d'être d'une digestion souvent pénible, de donner de la diarrhée, ou au moins d'augmenter sensiblement la quantité des évacuations naturelles et de diminuer leur consistance. En général elles sont relâchantes et le sont d'autant plus qu'elles approchent plus de cet état de viscosité glaireuse qu'elles ont vers la naissance.

L'*osmazome* forme la partie principale de ce qu'on nomme *jus*. Étendue, elle a un goût agréable, est tonique, stimulante et facilite la digestion des alimens animaux : rapprochée, elle devient âcre et échauffante. Elle manque dans les chairs des animaux fort jeunes, se forme et les péuètre peu à peu lorsqu'ils avancent en âge, et les colore plus fortement quand ils sont parvenus à l'âge adulte : elle se trouve plus abondante dans certains animaux que dans d'autres. Cette substance contribue à augmenter la solubilité de la fibrine, et elle se forme plus abondamment dans le temps que la fibre musculaire acquiert plus de solidité et de résistance.

La *substance graisseuse* est souvent interposée dans les chairs, et c'est surtout chez les animaux oisifs qui sont forcés à un exercice auquel ils n'étaient point accoutumés qu'elle passe ainsi. Elle amollit les fibres, les rend plus tendres, plus aisées à diviser, par conséquent à dissoudre et à digérer. Dans ces chairs la partie graisseuse paraît amalgamée avec la partie gélatineuse. Mais si la graisse est trop abondante, moins intimement unie à la gélatine et amassée dans certains endroits, elle est lourde et occasionne des rapports brûlans et quelquefois même des indigestions. On trouve cet excès de graisse surtout dans les animaux oisifs qui restent long-temps à l'étable ou en cage, ou qu'on a mutilé et engraissé.

Les viandes bouillies perdent, pendant la cuisson, une portion de la partie extractive qu'elles contiennent. Elles retiennent peu de parties solubles, et seulement celles que renferme l'humidité dont elles sont pénétrées. L'on n'a d'autre intention, en général, dans la cuisson des viandes de cette manière que de faire du bouillon. Plus le bouillon est chargé, moins elles conservent de gélatine et d'osmazome, et les parties fibreuses qui restent en plus grande quantité, quoiqu'amollies et attendries par la décoction, doivent être moins solubles dans nos organes digestifs. Les chairs épuisées par le bouillon de leurs parties gélatineuses et extractives n'en sont que plus difficiles à diviser, au lieu que celles qu'on n'a pas ainsi épuisées, sont plus tendres et cèdent plus aisément. La substance gélatineuse et d'osmazome est la partie de la viande la plus nutritive, et comme la viande bouillie a perdu en partie ces deux substances par l'ébullition , elle devient moins bonne à notre restauration. Cette dernière a moins de saveur, est moins tonique, moins stomachique que la viande rôtie. Aussi ordonne-t-on les viandes bouillies lorsque l'on veut obtenir l'effet adoucissant, et qu'on craint d'exciter trop de ton et de chaleur. L'on prépare ainsi le bouilli, le chapon au gros sel , etc.

L'étuvée pénètre fortement la chair de vapeurs chaudes, l'attendrit, la cuit parfaitement en lui laissant tout son suc, sans l'épuiser ni la dessécher. Les viandes cuites de cette manière doivent être de toutes les plus aisées à digérer et les plus nourrissantes. L'on fait cuire ainsi les daubes, les ragoûts de veau, les fricassées de poulets, etc.

Tous les ragoûts rentrent à peu près dans la même classe, mais ils ne sont point aussi salutaires en raison des substances étrangères qu'on y introduit comme assaisonnement, et qui peuvent ne point convenir également aux diverses personnes relativement à leurs estomacs, leurs habitudes, leurs tempéramens, etc.

« Le rôti bien fait retient pour ainsi dire toutes les parties solubles de la chair, il est couvert d'un enduit demi-brûlé, de couleur brune, et dont le goût est assez analogue à celui du caramel. Cet enduit donne au jus de la viande une saveur agréable. Le rôti est très-nourrissant et tonique : beaucoup d'estomacs s'en accommodent mieux que de toute autre préparation. Les viandes blanches fournissent un suc plus pâle, et leurs vertus toniques sont en proportion de leurs qualités naturelles exaltées par l'action du feu. Les viandes les plus visqueuses ont plus que les autres besoin d'être rôties ; et l'on ne peut guère manger l'agneau et le chevreau que cuit de cette manière.

« La chair des jeunes oiseaux et des jeunes gibiers est *tendre sans être molle ; elle est blanche et gélatineuse sans viscosité ; elle est humide sans être abreuvée.* » On peut réunir dans cette classe les jeunes volailles, les pigeonneaux, même les perdreaux ; ce sont parmi les chairs dont l'homme se nourrit, celles qui conviennent le plus aux estomacs faibles. Viennent ensuite les chapons, les poulardes, les dindonneaux, le veau, etc., qui exigent un peu plus de travail pour la digestion.

» *Les chairs colorées dans lesquelles la substance fibreuse est pénétrée d'osmazome* peuvent être distinguées en celles qui le sont médiocrement et celles qui le sont très-fort. Dans la première division le bœuf et le mouton sont le plus usités, ils demandent aux organes digestifs d'autant moins de travail pour leur assimilation qu'ils sont plus animalisés (*H* et *N*). »

Après les viandes douces et légères du poulet et du perdreau, la chair plus tonique mais aussi légère du pigeon peut être donnée aux estomacs faibles. A ceux qui sont plus forts, l'on peut en venir à l'usage des volailles adultes, du canard, du mouton tendre et du bœuf.

Dans la seconde division, il faut placer parmi les quadrupèdes, le chevreuil et le lièvre ; dans les oiseaux, la caille, la bécasse, la bécassine, le pluvier, le vanneau, les mauviettes, etc., qui ont une chair très-brune. Il en est qui sont fort gras, tels que les grives, les rouge-gorges, les becs-figues et les ortolans surtout dans le temps des vendanges ; le mélange de cette graisse avec cette chair sapide a quelque chose d'agréable et de délicat très-recherché des gourmets.

Le cochon de lait, le porc sous quelque préparation qu'il soit et le sanglier doivent être exclu du régime des eaux.

Parmi les poissons de rivière l'on peut faire usage de la perche et de la carpe, quand celle-ci n'est pas trop grasse, comme ayant la chair la plus légère, mais elles ne doivent être que rôties ou frites. Cependant on peut manger quelquefois la carpe en matelotte, qui ne contient que des toniques.

Le brochet et la truite, qui se nourrissent d'autres poissons, ont la chair ferme et compacte, quelquefois dure et difficile à digérer. La lotte, la
tanche et l'anguille ont une chair plus tendre ;
mais si elles sont trop grasses et trop onctueuses,
elles donnent des rapports nidoreux, sont très
pesantes et se digèrent lentement.

LÉGUMES.

Presque toutes les herbes qu'on met dans les
potages rendent les organes plus aptes à leurs
fonctions, favorisent la circulation et s'assimilent
mieux à nos parties. La laitue, la chicorée, le
pourpier, l'oseille, le cerfeuil, la poirée ; les asper-
ges, les artichaux et autres semblables conviennent à presque tous les estomacs qu'ils humec-
tent, calment et rafraîchissent médiocrement. Les
bettes sont laxatives, mais pesantes. Le cresson,
le celeri peuvent nuire à des estomacs chauds et
délicats.

Les racines potagères qu'on mêle aux ragoûts
ont presque toutes de bonnes qualités ; mais il y
a des distinctions à faire entre elles. On peut conseiller comme incisifs, l'oignon, le poireau, la
ciboule, la rocambole, l'échalotte et l'ail, qui ont
une odeur forte et une saveur piquante, aux mala-

des sujets à la pituite, à l'asthme humide, à la gravelle, etc. Ils sont employés plus particulièrement en assaisonnemens ; mais on doit les défendre à ceux qui ont l'estomac trop délicat, etc. Les scorsonère ou celsifits, les carottes et les navets sont très-bons pour ceux qui ont des obstructions, parce qu'ils ont un suc fort doux et incisif. En général ceux à qui ces différentes racines sont utiles doivent en manger modérément durant les eaux.

Les truffes, les topinambours, les champignons et les choux-fleurs doivent être absolument proscrit du régime des eaux, parce qu'ils sont de très-difficile digestion.

Les légumes tels que les féves, les pois, les haricots, les lentilles, quoique contenant une substance farineuse très-nourrissante, doivent être écartés du régime des eaux, parce qu'ils sont pesans et venteux, et peuvent occasionner des embarras dans les viscères. Il n'en est pas de même des petits pois et des haricots verts qui sont plus sucrés, plus tendres, plus agréables et d'une digestion plus facile.

Autant le pain bien fait, bien levé, bien cuit est favorable à l'estomac, autant les différentes espéces de pâtisseries sont contraires. On doit donc y renoncer ; on peut néanmoins se permettre des biscuits et des échaudés.

FRUITS.

Ceux qui prennent les eaux doivent se priver généralement de fruits, ou du moins n'en user qu'avec grande réserve. Les fraises, les cerises, les raisins bien mûrs sont préférables aux pêches et surtout aux abricots et aux prunes; et les poires fondantes d'été à celles qui ne viennent que fort tard; il faut néanmoins excepter les fruits qui ont passés l'hiver et qui sont mûris par le temps, comme les pommes de renettes, les raisins de caisse, les figues et tous les fruits confits. Les noix, les noisettes, les châtaignes, les amandes, les pistaches, etc., sont dures et huileuses et fatiguent l'estomac. Le melon est aussi d'une digestion pénible.

La meilleure manière d'user des fruits dans le temps des eaux, pour empêcher de nuire, c'est de les manger en compotes ou en gelée. Les pêches et les fraises ne doivent être mangées qu'au sucre et au vin.

Les personnes qui ont le ventre trop relâché doivent renoncer entièrement à l'usage des fruits, tant qu'elles sont disposées à cette incommodité, parce qu'ils augmentent le relâchement.

Il est nécessaire de continuer pendant un mois

environ le régime qu'on a suivi en prenant les eaux, et surtout de ne point faire maigre, d'éviter tout excès et de se priver de l'usage du vin pur et des liqueurs spiritueuses.

LIQUIDES.

Les alimens liquides ne sont pas moins nécessaires à la conservation de la santé que les solides ; ils entretiennent et réparent les parties fluides de notre corps, détrempent, pénètrent, amollissent les alimens solides et en rendent la digestion plus facile.

De tous les liquides, l'eau est le meilleur : c'est un dissolvant bien préférable au vin et aux autres liqueurs spiritueuses qui tendent plutôt à conserver les alimens qu'à les dissoudre.

Pour qu'une eau soit bonne, elle doit être limpide, légère, sans odeur, d'une saveur agréable, facile à cuire les légumes et un bon dissolvant de savon. L'air atmosphérique bien mélangé à l'eau lui donne un goût sapide et la fait boire avec plaisir.

L'eau de pluie est la plus pure, la mieux aérée et la plus dégagée de matières hétérogènes. Celle des rivières ou des fleuves rapides coulant vivement sur le sable ou sur les rochers peut se

aérer aisément par le mouvement continuel et s'é-
purer de toute matière qui y est mélangée. Celle
de source plaît davantage , parce qu'elle n'entraîne avec elle aucune substance étrangère. Toutes
ces eaux sont très-bonnes quand elles se rapprochent de leur état de pureté; mais quelquefois
l'eau de source tient en dissolution des sulfates et
des carbonates de chaux , etc. qui la rendent dure
au goût et rendent la solution de savon inexacte
et toute floconneuse. Cela dépend de la qualité
des terres à travers desquelles elle passe. Dans
cet état elle est moins bonne, soit pour l'usage
intérieur, soit pour l'usage extérieur, comme
bains, etc. ; telle est l'eau des puits. L'eau des
rivières coulant très-lentement sur un sol terreux,
et contenant des substances végétales, parfois en
putréfaction, n'est pas potable : elle se rapproche
beaucoup de l'eau croupissante des marais et a
un goût et une odeur nauséabonde fort désagréa-
ble ; telle est la rivière de Bourbonne ; mais en
revanche la ville possède une multitude de sources très-fraîches , dans le terrain même où sourdent les sources chaudes, dont l'eau est très-limpide, légère, sapide , sans odeur, dissolvant bien
le savon , cuisant facilement les légumes et très-
bonne pour l'usage intérieur ; il est difficile même
d'avoir de l'eau meilleure. Ceux qui sont habitués

à ne boire que de l'eau, ayant un palais plus délicat, sauront en faire la différence.

Mais quelque bonne que soit l'eau, ceux qui ne
sont pas accoutumés à la boire pure doivent y mêler un peu de vin. Le vin, quoique spiritueux,
mêlé en quantité suffisante avec de l'eau, empêche
ses mauvais effets : il fortifie les solides, il excite
modérément l'estomac et sert à la digestion ; mais si
on le boit pur ou trop peu tempéré par l'eau,
il empêche la digestion, à moins que l'estomac
n'y soit habitué.

Le vin de Bourbonne et des environs est assez
bon, et ceux qui veulent s'en contenter peuvent
en boire avec toute confiance ; mais les vins de
Mâcon, de Beaune, et en général ceux de Bourgogne sont préférables. On peut se les procurer
facilement. L'on a dans les environs de Langres
le vin d'Obigny qui se rapproche beaucoup du
vin de Pomard ou de Volnay. Ceux du Midi sont
trop chauds et trop spiritueux, ils ne conviennent point pendant les eaux ; ceux de Bordeaux
sont moins spiritueux, plus froids et toniques : je
les préférerais à tous les autres, après les vins de
Bourgogne. Les vins rouges de Poligny, de Châ-
teau-Châlons, d'Arbois, de Salins sont très-amis
de l'estomac, et l'on peut les préférer à beaucoup
d'autres. Ceux de Champagne rouges sont bons

encore, mais les blancs et surtout le mousseux doivent être écartés du régime des eaux, de même que ceux de l'Hermitage, de Côte-Rôti, de Lunel, de Canarie, d'Alicante, de Malaga, de Xérès, de Chypre, de Toquet, etc., à moins qu'ils ne soient ordonnés comme remèdes, par des médecins, en certains cas particuliers.

L'on doit s'abstenir de toutes liqueurs alcooliques pendant les eaux ; elles ont le désavantage de racornir en quelque sorte les parties sur lesquelles elles agissent, de diminuer leur faculté sensitive et de crisper les vaisseaux absorbans.

On doit se priver aussi du café si l'on n'en a pas l'habitude ; si au contraire l'on y est accoutumé, on aurait tort de ne plus en prendre. Il en est de même du chocolat et du thé. De tout temps on a regardé le café comme céphalique, occasionnant l'insomnie, portant son action sur le système nerveux, excitant l'estomac à la digestion et donnant plus d'activité à la circulation.

Le lait est une liqueur fort substantielle. Il abonde en principes onctueux et nutritifs ; c'est un aliment excellent et même un très bon remède pour les estomacs faibles quand il passe bien. On le coupe quelquefois avec du café, de l'eau d'orge, ou une infusion de thé, etc., selon

les différentes dispositions où se trouve l'estomac.

QUANTITÉ DE NOURRITURE.

La plupart des hommes mangent trop, et c'est
une des sources les plus fécondes de leurs maladies. On croit fortifier son tempérament en mangeant beaucoup, et on le fatigue en donnant à
l'estomac une quautité plus forte d'alimens qu'il
ne peut en digérer. Les alimens nécessaires à notre
nourriture sont en moindre quantité que nous
n'en prenons communément (1), et il est essen-
tiel de ne point fatiguer les organes digestifs, qui
s'affaibliraient peu à peu par le trop de nourriture
qu'on leur donne, qui anéantirait le bon effet
qu'on doit attendre des eaux si elles ne don-
naient pas lieu à des accidens plus graves. Mais si
la sobriété est une chose nécessaire, elle l'est sur-

---

(1) Cela est si vrai que « la nourriture habituelle des
» Bédouins n'excède pas six onces par jour. La plupart
» d'entre eux se contentent d'une demi-douzaine de dattes
» trempées dans du beurre fondu et d'un peu de lait doux
» ou caillé : ceux qui sont riches y ajoutent quelques pin-
» cées de farine grossière, ou une boulette de riz. »
(*L'Égypte et la Syrie, par* BRETON.)

tout quand on prend des remèdes. Il faut donc peu manger à chaque repas, et il vaut mieux ne pas satisfaire l'appétit que de donner trop à l'estomac.

Dans les maladies graves et de longue durée, ce n'est pas en mangeant beaucoup qu'on reprend des forces ; plus de malades les ont perdu en mangeant trop qu'en ne mangeant pas assez. S'il est avantageux et même indispensable à toute sorte de tempérament de n'user que d'une quantité modérée d'alimens, il est aussi dangereux de tomber dans l'excès du trop ou du trop peu.

Il faut aussi mettre un intervalle entre la boisson des eaux et le repas, afin de leur donner le temps d'être digérées et d'agir plus librement. Cet intervalle doit être au moins de deux heures depuis le dernier verre d'eau minérale. L'on ne doit point manger le soir pour que l'estomac se trouve absolument libre le lendemain matin avant de recommencer la boisson des eaux ; car elles agissent bien plus efficacement quand l'estomac est vide et sans fatigues.

EXERCICE.

Les eaux minérales employées à leurs sources sont, de tous les secours de la médecine, le plus

capable d'opérer, pour le physique et le moral, toutes les révolutions nécessaires et possibles dans les maladies chroniques. Tout y concourt ; le voyage, l'espoir de réussir dans la cure de sa maladie, l'abandon momentané de toutes les affaires ; le changement de sensations habituelles, l'air nouveau qu'on y respire et qui pénètre les corps, la diversité de nourriture, les connaissances nouvelles qu'on fait, les petites passions qui naissent dans ces occasions, la régularité dans l'emploi du temps et des eaux, même dans les plaisirs et les divertissemens, la liberté dont on jouit ; tout cela change, bouleverse, détruit les habitudes d'incommodités et de maladies auxquelles sont sujets surtout les habitans des villes, et partage, avec les eaux minérales, les avantages de leur guérison. Aussi ne peuvent-ils mieux faire que de fuir, dans les belles saisons, leurs demeures singulièrement nuisibles à leur santé. « Ils se trouvent
» tout à coup, dit le doct. *Bertrand*, lancés dans
» un monde nouveau, au milieu d'une foule
» mouvante inoccupée, exempte de soins ; affran-
» chi d'affaires, libre de devoirs, où chacun ne
» songe qu'à son rétablissement et travaille sans
» s'en douter au rétablissement des autres. On
» se voit, on s'encourage naturellement, en s'en-
» tretenant de ses meaux : il est si doux d'en

» parler à qui nous écoute, et quel autre nous
» écouterait avec l'intérêt de celui qui souffre lui-
» même ? Que les heures qui s'écoulent dans de
» pareils entretiens se passent doucement ! que
» de douleurs ils calment ! que de trites pensées
» ils détournent ! que de momens d'inquiétude
» et de découragement ils préviennent ! »

Les eaux minérales sont un point de réunion
et de plaisir pour une partie de ceux qui s'y rendent. L'affluence semble y croître en raison de la
civilisation, de l'augmentation de l'aisance et principalement du besoin d'excitation et de mouvement dont tous les rangs de la société sont atteints.
Les promenades surtout y ont un air d'originalité
qui pique la curiosité et qui en rend les effets plus
salutaires. Plus de gaîté préside à l'organisation
des promenades à cheval et en voiture. Les personnes dispersées dans les promenades à pied se
réunissent spontanément et se forment en société.

La morgue sociale est inconnue dans ces réu-
nions; il n'y a de suprématie que celle donnée
par la gaîté, l'enjouement de l'esprit et l'amabilité;
chacun s'y met à l'unisson, et tous les rangs s'y
trouvent confondus pour ne penser qu'au plaisir (1).

---

(1) . . . . Les bains commandent une gracieuse fami-

La promenade est l'exercice le plus approprié et devient un moyen très-actif dans les maladies chroniques. Elle peut avoir l'influence la plus heureuse si elle est réglée d'une manière sage et prudente ; elle est très-utile en buvant les eaux le matin. La meilleure manière de les boire est d'aller soi-même les puiser à la fontaine, de faire un tour de promenade et de revenir à la fontaine y prendre son verre d'eau. On la boit plus facilement et aussi chaude qu'on peut la supporter, et elle a plus d'effet. L'air, dans ces promenades du matin, est plus vif, plus pur et plus salubre, l'on respire avec plus d'aisance , les fonctions s'exécutent mieux, tout semble renaître à la vie.

L'heure la plus convenable de la promenade

---

liarité. L'étiquette, la morgue même ne sauraient tenir devant l'égalité du costume, la similitude de la position , la parité des baignoires et leur voisinage obligé. La coquette y devient aimable , parce qu'elle n'a plus alors que ce moyen de se signaler ; la vanité y devient modeste, parce que ses atours l'y rendraient ridicule, et le sot s'y tait bien vite, parce que le rire de la liberté n'y reçoit point d'entraves. Le noble et le plébéien , le magistrat, le général, le médecin, le poëte, tout y est fière , et l'on n'y accorde le droit d'aînesse qu'à celui dont les saillies amènent et font circuler la gaîté.

(Voyage à Plombières en 1822.)

dans la journée est en général de cinq à sept ou huit
heures le soir ; plutôt la chaleur du soleil est trop
grande ; plus tard l'on a à craindre le serein du
soir qui est d'autant plus nuisible, pendant l'usage
des eaux, qu'elles ont disposé le corps à une
transpiration insensible, uniforme et constante.
L'exercice à cheval est très-favorable aux obstructions du bas-ventre, qui réclament les secousses
imprimées aux viscères. La voiture sera conseillée
au malade à qui des mouvemens trop brusques ou
trop forts pourraient être nuisibles.

La promenade contribue à ramener l'appétit, à
rendre les forces, à favoriser les digestions, à ré-
tablir les sécrétions, à opérer cette juste distribu_
tion des mouvemens de la vie, d'où naît l'har-
monie de toutes les fonctions. Elle donne une
gaîté, un bien-être, un contentement de soi-
même qu'on ne trouve point ailleurs ; elle exerce
une grande action sur la santé des baigneurs.
C'est un auxiliaire puissant des eaux minérales qui,
joint à l'entier oubli des affaires et de son intérieur, à l'abandon des soins de la vie domestique
et de l'étiquette sociale, à la recherche du plaisir etc., prend souvent une grande part à la guérison des malades ; elle a une influence spéciale
sur les maladies qui dépendent d'une affection
morale profonde que l'on ne peut espérer dé-

truire qu'en faisant naître des sensations d'une nature toute différente, en empêchant le malade de s'appesantir sur l'idée qui le domine, par la variété des objets au milieu desquels il est placé et qui se renouvellent sans cesse.

Le médecin, dans des cas particuliers, doit déterminer le moment, indiquer le lieu et fixer la durée d'un exercice dont l'emploi devient d'autant plus utile qu'il est plus sagement dirigé ; il doit, sous ce rapport, se conduire d'après ses lumières et son expérience.

Bourbonne laisse encore à désirer du côté des commodités et de ces *petits riens* qui font l'agrément de chacun dans son intérieur, qui procurent toutes les choses nécessaires à une foule de petits besoins, et que les habitans des grandes villes recherchent avec tant de soins. L'autorité locale pourrait, pour la commodité des baigneurs, faire placer d'espace en espace, sur les routes et les chemins que sont sujets à parcourir, dans leurs promenades, les paralytiques et les autres malades, des bancs qui leur serviraient de repos ; elle ferait sabler les chemins de manière qu'ils ne soient point raboteux, et que l'on soit dans une espèce de promenade continuelle. Les habitans de Plombières ont mis beaucoup de soins à placer de ces bancs en pierres, et ils ont eu la précaution, pour préserver du froid et de l'humidité, de les recouvrir d'une planche qui y est attachée. Les chemins sont sablés, faciles pour tous les infirmes dans un pays très-montagneux et offrent des points de vue très-pittoresques.

REPOS.

Le sommeil est cet état naturel du corps où le principe vital est momentanément absorbé, sans qu'il soit entièrement anéanti. Il est nécessaire dans l'état de santé, combien à plus forte raison l'est-il aux malades, aux convalescens et aux infirmes? Son principal effet est de réparer les forces épuisées pendant la veille; il rétablit la souplesse dans les fibres tendues, fatiguées ou engourdies par une action trop continue, et cette réparation est d'autant plus nécessaire que les malades en ont moins et que leur fatigue doit être plus grande. Les fonctions assimilatrices s'exécutent avec plus de calme et d'uniformité, et les sécrétions, excepté l'insensible transpiration et la sueur, sont diminuées. Pendant le sommeil il y a une sorte de relâchement général qui rend les parties plus disposées à une transpiration plus abondante, et cette sécrétion peut suppléer à beaucoup d'autres. Elle est augmentée selon que les

évacuations du ventre ou des urines sont diminuées *et vice versâ*; il y a donc une voie ouverte
à la matière de la transpiration, de la peau au
ventre et du ventre à la peau. Certains organes
ont entre eux des correspondances d'action réci-
proques; chacun est doué d'une vie qui lui est
propre, et les forces sont attirées vers celui qui
exécute ses fonctions, tandis que les autres se
reposent. Ce repos leur est nécessaire autant qu'il
l'est au corps en général (1).

Le sommeil porte le calme sur la circulation
qui se fait plus également, il contribue autant que
les alimens, mais d'une manière différente, à réparer les forces épuisées; il suspend les fonctions
intellectuelles fatiguées qui ont besoin de répara-
ration ou de repos pour reprendre un nouvel
essor.

Veiller donc trop long-temps, c'est affaiblir
tout le corps, c'est empêcher une de nos fonc-

---

(1) « L'action des viscères et des glandes sécrétoires,
» dit M. le professeur *Richerand*, n'est pas continuelle;
» presque tous sont soumis à des alternatives d'action et
» de repos, tous s'endorment ou se réveillent, lorsqu'une
» irritation s'exerce sur eux ou à leur voisinage et dé-
» termine leur action immédiate ou sympathique. »

(*Physiol.*)

tions les plus nécessaires, c'est s'exposer à toutes les suites de ces dérangemens, etc.

Comme dans le temps qu'on boit les eaux, on se lève au plus tard à cinq ou six heures, il est nécessaire de se coucher de bonne heure, afin de laisser au sommeil un temps suffisant pour réparer les forces. On conseille donc de se coucher à neuf ou dix heures; on doit s'interdire le jeu le soir, parce qu'il demande toujours un peu d'application, et encore plus les bals prolongés dans la nuit, parce qu'ils dérobent au sommeil des momens précieux.

PASSIONS ET AFFECTIONS DE L'AME.

Les affections de l'âme, soit qu'elles viennent des sens, soit qu'une disposition quelconque des organes vitaux en favorise la naissance et le développement, peuvent avoir la plus grande part à la guérison des maladies chroniques : la tristesse, la crainte, la haine, la jalousie, la colère, l'ambition, le désespoir, la pitié, essentiellement débilitantes sont souvent pernicieuses. Elles agissent constamment sur l'économie et en ruinent les forces avec d'autant plus d'opiniâtreté que leur cause est toujours agissante et souvent inconnue; on peut cependant quelquefois les faire tourner à l'avantage des malades.

12

La joie, le courage, l'espérance et l'amour ont un effet tout contraire ; elles sont presque toujours favorables et disposent les viscères à se débarrasser des obstacles qui s'opposent à l'exécution facile de leurs fonctions, en imprimant une nouvelle direction aux causes de maladies ou en les détruisant entièrement. Elles déterminent dans toute l'économie une sorte d'ébranlement, de bouleversement momentané qui peut quelquefois être très-favorable à la guérison des malades.

Le médecin adroit et sage doit tout attendre de l'art d'exciter les émotions douces et agréables qui entretiennent le malade dans un état de contentement parfait et uniforme, et ne lui font éprouver que des sensations de plaisir.

RÉCAPITULATION ,

Sur la manière de vivre aux eaux minérales.

Les personnes qui vont aux eaux minérales doivent se proposer :

1°. De se lever avant cinq ou six heures du matin, d'aller à la fontaine boire les eaux en se promenant ; ou quand elles se baignent de boire moitié de la dose de la matinée, de prendre leur bain ensuite où elles continueront à boire ce qui reste, d'après la méthode accoutumée, et d'aller à la douche, si l'on doit en faire usage, pendant ou après le bain.

2₀. De revenir après se mettre au lit, une heure ou une heure et demie. (On recommande bien de ne pas dormir : on croit que le sommeil détruirait le bon effet du bain ou de la douche ; d'autres pensent le contraire. Il faut s'en rapporter là-dessus à son médecin).

3. De faire un déjeûner dînatoire à onze heures, et de dîner modérément à cinq heures ; de manger des viandes tendres, rôties, grillées, bouillies, des légumes cuits au gras ; au dessert, de faire usage de fruits bien mûrs, de compotes, des confitures etc. ; de boire un peu de vin sans jamais en faire excès ; de ne prendre que de peu d'espèces d'alimens pour que l'estomac soit libre le lendemain quand on va boire les eaux : lorsqu'il est rempli d'une trop grande quantité ou d'un trop grand nombre de substances, la nature qui a besoin de toutes ses forces pour la digestion, ne peut pas s'occuper du rétablissement de la santé.

On doit s'abstenir de viandes salées, de ragoûts trop épicés, de melons, de salades, de fromages, de pâtisseries, de fruits crus et acides, de liqueurs alcooliques, etc.

4°. De se livrer à la société de midi à quatre heures, de s'égayer, de s'amuser, de se distraire, d'éloigner de leur esprit les affaires, les inquiétudes, les chagrins, et de ne point se laisser aller à une application trop constante. La plus grande dissipation, les distractions continuelles, les assemblées nombreuses sont utiles aux personnes dont la sensibilité est seule affectée. Celles atteintes d'engorgement dans les viscères doivent fuir les plaisirs bruyans et tumultueux, et rechercher le calme et la tranquillité.

5°. De se promener, après dîner de sept à huit heures; mais de cesser la promenade au coucher du soleil, comme de ne pas s'exposer à sa trop grande chaleur; de se préserver de l'influence du serein qui est pernicieux pendant l'usage des eaux; de rechercher un air pur et salubre, et de faire renouveller souvent celui de leur appartement. Quelquefois des parties de plaisir peuvent être utilisées.

Il faut éviter les exercices longs et fatiguans du corps et de l'esprit. Les malades doivent régler leurs courses sur leurs forces et leur susceptibilité.

6°. De se coucher à neuf ou dix heures au plus tard, et de ne rester au lit que sept ou huit heures quand on dort tranquillement.

7°. De se vêtir légèrement et chaudement pour favoriser la transpiration. Si l'on porte habituellement de la flanelle sur la peau, on doit conserver cette coutume : on fera bien même d'avoir des gilets de rechange pour la nuit et pour le jour.

8°. Il est utile que les sécrétions se fassent bien ; on doit modérer les évacuations si elles sont trop fréquentes, ou les provoquer s'il y a constipation.

CONSULTATION (1)

Et opinion du docteur Duchanoy sur les paralysies spontanées ou lentes.

La maladie est une paralysie spontanée, c'est-à-dire, celle qui vient peu à peu, qui s'étend insensiblement d'une partie à l'autre et dont la cause n'est point apparente. La pratique des eaux a déterminé cette espèce pour être la plus difficile à guérir et celle sur laquelle il est impossible de tirer un pronostic sûr. Cette paralysie est la plus rare, j'ai plus d'un exemple de guérison. Je verrai cette année, ce qui arrivera ; car il y a en ce moment à Bourbonne cinq paralytiques de cette classe, dont le sujet de ce mémoire en est un.

Dans le cas qui m'occupe, la cause m'est parfaitement inconnue. On ne voit aucune trace de

---

(1) L'on me permettra de joindre ici une consultation que le docteur Duchanoy fit en 1793 , qui donne son opinion sur les paralysies lentes, et servira d'introduction à la fâcheuse maladie dont j'ai été victime pendant tant d'années et qui a fini par céder presque complètement ; maladie des plus graves, et qui m'a fait condamner par les meilleurs médecins , sentencé dont j'ai rappelé avec succès.

l'humeur de l'enfance, ni gale, ni dartres, ni autres, ni traces de goutte, de rhumatisme, etc. Les travaux du malade n'ont pu y conduire, ils n'ont pas été poussés à l'excès dans aucun genre.

On parle d'accidens vénériens, mais les détails que donne le malade sur leur espèce et sur leur traitement éloignent toute idée de virus. et je ne crois pas qu'il reste de doutes sur la non existence de la vérole. Le sujet est fort, de bon tempérament et n'offre rien dans son ensemble qui annonce ce genre de maladie. J'avoue de bonne foi que la cause m'en est inconnue, un plus heureux la trouvera.

L'usage de nos eaux, que le malade quitte, n'a jusqu'à cette heure, donné aucune marque du moindre succès. Il ne faut cependant pas désespérer : on a vu souvent des malades sortir des eaux comme ils y sont venus et ne s'en trouver pas moins beaucoup mieux quelques temps après. Je désire fort qu'il en soit de même pour Monsieur.

Il faut attendre au moins deux mois, avant de dire, les eaux ne guériront pas. J'ai vu des cas où la crise ne s'est faite que dans le mois de février; mais que faire en attendant ?

1°. Rester tranquille sans faire de remèdes relativement à la paralysie, ils pourraient contrarier et anéantir le travail des eaux.

2°. Se tenir le corps chaud et les pieds secs, éviter le froid et l'humidité.

3°. Se purger quelques jours après le retour à la maison. Six ou huit gros de sel de seignette ou végétal fondu, avec un grain de tartre stibié, dans une bouteille d'eau, ou sans tartre stibié; recommencer au besoin.

4°. Mériter par le bon régime et la sobriété que le travail des eaux ait un heureux succès. Ajoutez-y le courage de l'âme qui fait surmonter tous les accidens de la vie.

5°. Prendre tous les matins une ou deux tasses d'infusion de fleurs d'arnica, huit ou dix grains pesant de ces fleurs peuvent suffit pour une bonne tasse. Il faut qu'il n'y ait pas d'échauffement; s'il en survenait on cesse, on prend quelque boisson douce.

Mais que faire si la maladie ne guérit pas par les eaux ?

J'ai l'exemple d'une malade qui a été guérie par le *Rhus Radicans*, plante vantée par M. Du-

FRESNOY, médecin à Valenciennes, aujourd'hui à Cambrai, qui cite d'autres exemples dans une dissertation sur le *Rhus Radicans* et le *Narcissus Pratensis.*

On pourrait en écrire à M. DUFRESNOY en lui donnant un détail circonstancié de la maladie, en attendant que le travail des eaux soit passé.

Si, au contraire, la maladie promettait de se guérir, Monsieur ferait bien d'attendre le printemps prochain et de revenir aux eaux.

Bourbonne, le 12 août 1793.

Signé, DUCHANOY.

OBSERVATION

D'UNE HÉMIPLÉGIE

DU COTÉ DROIT,

Compliquée d'amaurose et de perte de la sensibilité sur la jambe et la cuisse gauche (1).

———

Je suis d'un tempérament évidemment caractérisé par la prédominance d'action de l'organe chargé de la sécrétion de la bile; néanmoins je suis calme, silencieux, rêveur, toujours préoccupé.

Des boutons hémorrhoïdaux ont paru sans interruption de vingt-quatre à vingt-six ans, mais ils n'ont jamais flué. J'ai à présent cinquante-un

———

(1) L'on peut d'autant plus compter sur l'exactitude du récit, que l'auteur est lui-même le sujet de cette observation.

ans, et j'ai à parcourir vingt années dans le récit que je vais faire.

Au commencement de 1804, des douleurs de tête très-fortes, atroces même pendant plus de cinq mois, résistent aux sangsues, aux vomitifs ré-répétés, etc.; mais un exercice que je suis forcé de faire chaque jour en juin et juillet, pour me rendre à l'hôpital Saint-Antoine, distant de ma demeure de près d'une lieue, me procure un très-grand soulagement.

J'avais été temporairement chargé du service de feu *Leclerc*, médecin de cet hôpital, pendant une absence qu'il fit à cette époque.

Quand *Leclerc* reprit son service, j'avais complètement oublié mes douleurs de tête; cependant elles se faisaient encore sentir de temps à autre. Je m'accoutumai à les supporter, en songeant que je suis d'une famille qui a toujours eu à s'en plaindre, et ma mère peut-être plus que tout autre.

Vers la fin de 1813 et au commencement de 1814, retour des douleurs de tête qui sont fortes et opiniâtres. Médecin titulaire de l'hôpital depuis 1808, et surchargé de travail, à raison du grand nombre de malades qui affluent dans cet établissement, excédé de fatigues au moral comme au physique, j'éprouve une perte notable de mémoire et une absence d'idées qui me causent les plus grandes inquiétudes.

Les eaux de Bourbonne que je vais prendre dans l'été de 1814, tant pour les douleurs de tête qu'à cause d'une affection rhumatismale que j'éprouvais depuis long-temps, ne produisent aucun effet sensible. Cependant revenu à Paris, et ayant repris mes fonctions, les douleurs de tête se trouvent un peu diminuées.

Au mois d'octobre, six semaines après mon retour des eaux, désordre singulier dans la vision; les objets me paraissaient doubles, surtout quand, le soir, j'ai fatigué mes yeux par la lecture.

Le 4 novembre, l'œil droit distingue à peine la lumière des ténèbres; trois jours après, cécité complète de cet œil.

Sangsues, émétique, vésicatoires, séton à la nuque, etc. ; après huit jours de ce traitement je commence à entrevoir les traverses d'une croisée. Au bout de deux mois, je puis apercevoir les objets, sans toutefois en distinguer encore la forme, ni la couleur. Pupille extrèmement contractée et immobile ; œil tourné en déhors. Mon séton est en pleine suppuration. Je passai l'hiver sans presque aucun résultat avantageux, malgré les soins

d'usage, les vésicatoires, les sangsues aux vaisseaux hémorrhoïdaux, les vomitifs dans l'intention
de donner une secousse, etc.

Au mois d'avril 1815, même état de l'œil ; de
plus insensibilité du membre abdominal gauche,
de la moitié correspondante du scrotum et du pé-
nis. La sensation de la chaleur et du froid est nulle
d'abord ; mais peu à peu il y a quelque amélioration sous ce rapport.

En juin, une première saison des eaux de Plom-
bière, suivie d'une saison à Bourbonne : aucun
résultat sensible.

Peu après, un abcès se forme entre les deux
ouvertures du séton ; il est ouvert au moyen de
la potasse caustique, et l'ouverture qui en résulte
est convertie en un large cautère.

De retour à Paris en octobre, le séton est dou-
loureux, ainsi que les ganglions lymphatiques du
col qui sont tuméfiés. Suppression du séton ; cautère au bras. Même état qu'au commencement du
printemps.

En mai 1816, deux saisons d'eaux de Bourbonne, prises à trop peu d'intervalle peut-être.
Douleurs dans l'hémisphère cérébral gauche,
comme si j'avais reçu de coups de marteau dans
cette partie. Le pouls ne bat que 5o à 55 fois par
minute.

Après quelque temps de repos, troisième saison qui ne réussit pas mieux ; les douleurs de tête deviennent lancinantes, atroces, et beaucoup plus fortes et plus intolérables que par le passé. Elles se propagent dans l'orbite où il semble que l'œil trop volumineux ne peut plus être contenu Elles m'absorbent entièrement ; je ne me trouve bien nulle part ; je cherche la solitude.

Un mois après l'œil gauche, entraîné en dehors par un strabisme divergent, perd ses mouvemens, la pupille est dilatée, la vue plus incertaine et moins distincte, la lecture difficile par la confusion des caractères.

Sur l'avis de M. de *Wenzel* rétablissement du séton en novembre 1815 ; application de deux sangsues dans l'intérieur des narines, puis d'autres sangsues en plus grand nombre ; tous les mois à l'anus ; émétique ; chaque matin, huit grains de poudre de cloportes et autant de poudre d'euphraise, suivis de l'ingestion d'un verre d'eau de Bourbonge ; la dose de la poudre devait être graduellement portée jusqu'à soixante grains ; abstinence complète du café ; fumigations sur l'œil avec le succin, l'oliban, le benjoin et le sang-dragon.

Le rétablissement du séton fait cesser immédiatement les douleurs ; les autres moyens ponctuellement mis en usage ne procurent aucun effet sensible.

L'œil gauche est toujours plus trouble; la pupille plus dilatée, tandis que celle du côté opposé est plus reserrée que dans l'état naturel : l'une et l'autre conservent presque une immobilité absolue : la paralysie semble affecter plus spécialement les nerfs ciliaires et les muscles de l'œil gauche. Je vois et je puis même lire de cet œil à travers le trou d'une épingle fait dans une carte; ce trou semble réunir les rayons lumineux et s'opposer à leur divergence. Paupière toujours pesante, ne se soulevant qu'avec difficulté. Jambe du même côté faible et traînante.

Tous ces symptômes s'aggravent dans le mois de janvier 1817 : marche plus pénible; le bras droit est paralysé aussi bien que la jambe; la paupière supérieure de l'œil gauche ne se relève qu'avec la plus grande peine; la vue est de plus en plus troublée; la dilatation immobile de la pupille est extrême; la parole même est embarrassée.

A cette époque, il survient au milieu du sternum un point rond, extrêmement sensible et un peu rouge, de la largeur d'une pièce de dix sols. Comme tous les paralytiques, je pleure avec une extrême facilité et même sans motif; la déglutition est très-pénible, la respiration laborieuse, l'expuition des crachats difficile et incomplète ; les membres s'engourdissent très-facilement à la moindre cause. Presque entièrement privé du sommeil, je me fatigue à chercher une cause de mes maux, et je n'en trouve que dans mes douleurs de tête antécédentes et la fatigue occasionnée par le grand nombre de malades que j'avais eu à traiter en 1814. Je me persuade que le principe en est une maladie syphilitique restée long-temps latente, et que l'usage des eaux de Bourbonne a fait développer. En conséquence, je me soumets en février à un traitement par le rob anti-sphilitique.

Dans la première quinzaine, les phénomènes morbides précédemment exposés acquièrent encore plus d'intensité ; ce qui ne me fait pas renoncer à mon entreprise.

Cependant, profitant d'un intervalle de huit jours de repos, après avoir déjà pris quatre bouteilles du rob susdit, je fais appliquer à deux jours d'intervalles trois vésicatoires, l'un sur la tête du péroné, l'autre au bras droit, le troisième sur le dos du pied du même côté, et je reprends l'usage du sirop.

A peine en suis-je à la moitié de la cinquième bouteille, qu'il survient une rétention d'urine extrêmement violente, et qui me fait horriblement souffrir. Il survient même un délire sympathique ;

je tombe dans une extrême prostration des forces. Cet état dure quinze jours. Cessation de l'usage du rob ; le cathérisme donne issue à des urines d'un brun foncé, et d'une odeur nauseuse.

La jambe, le bras, les muscles pectoraux du côté droit sont considérablement amaigris et flasques ; cependant ils sont quelquefois le siége de mouvemens musculaires irréguliers, comme seraient des crampes.

Aussitôt après la cessation de la rétention d'urines, les phénomènes paralytiques éprouvent de l'amélioration, d'abord d'une manière lente, mais bientôt plus prompte ; de sorte qu'au bout de quinze jours je puis sortir en voiture et aller prendre l'air.

Les seuls médicamens dont j'ai fait usage sont un lait de poule, avec une cuillerée ou deux de café et un peu de pain le matin, quelques cuillerées de vin pendant le jour, et un peu de vin de quinquina.

Le pouls, qui jusqu'au moment de la rétention d'urine ne battait que 5o à 55 fois par minutes, reprend alors son type ordinaire, et bat 72 fois dans le même espace de temps. La rougeur et la sensibilité sternales se dissipent ; la paralysie de la jambe et du bras ne cessent d'aller en diminuant ; je puis faire quelques mouvemens, me soutenir debout, marcher même appuyé sur un bras ; les

facultés morales s'améliorent et se fortifient insensiblement. Cependant la pupille reste très-dilatée,
mais je puis de rechef voir les objets à travers le
trou d'une carte; la parole est plus libre.

L'amélioration dans mon état augmente chaque
jour; j'en profite dans le mois de mai pour aller
prendre les eaux à Bains. Elles produisect un effet
favorable ; à la fin de la saison je marche plus librement; je pouvais aller seul aux bains éloignés
de ma demeure de deux cents pas.

Les eaux de Bourbonne que je prends ensuite,
pendant la seconde saison, bien que plus actives,
ne font pas faire des progrès rapides au mieux que
j'éprouve. Cependant celui-ci se soutient, et augmente graduellement, tellement qu'en octobre je
puis m'habiller et me deshabiller seul : les fonctions intellectuelles sont entièrement rétablies.

Dans le mois de décembre 1817, de deux jours
l'un, pendant dix ou quinze jours, mes urines sont
chargées d'un sédiment blanchâtre tirant sur le
jaune. Elles ont toujours l'odeur nauséabonde.
Précédemment elles avaient été souvent brunes,
quelquefois presque noires et une fois presque tout-
à-fait noires. Quinze jours ou trois semaines après
avoir rendu ces urines chargées de sédiment, ma
paupière commence à se lever seule graduellement
et lentement. Le mieux continue et se soutient

tout l'hiver; pendant lequel je prends durant un mois le vin de quinquina; puis après quinze jours, le quinquina en substance, comme tonique, pendant un mois, et de nouveau, après un repos de quinze jours, encore pendant un mois le vin de quinquina.

Au mois de mai 1818, deux saisons successives des eaux de Luxeuil; pendant la seconde, la chaleur est excessive, et me force quelquefois de suspendre le traitement.

J'éprouve presque toujours une sueur abondante sur toute la partie droite du corps, qui est paralysée, et des spasmes plus fréquents que je n'en avais jamais eu encore. Le mieux, après l'usage de ces eaux, est incontestablement plus marqué que celui survenu après les autres eaux minérales. Est-ce à l'effet des eaux que ce mieux est dû? ou la maladie était-elle disposée à céder plus aisément?

Quinze jours après avoir quitté les eaux de Luxeuil, il me survient sur le poignet droit des plaques de boutons dartreux, rouges, larges comme une pièce de quarante sols; ils durent huit ou quinze jours, se desséchent et laissent une autre plaque se former à côté. Il en vient sur toute la main et les doigts alternativement, puis sur les jambes; la droite surtout en a été beaucoup plus recouverte. Cet état dure deux mois, après quoi la peau reprend son état naturel.

Le séton ne donnant plus depuis près de quinze mois, je le laisse fermer en novembre, et le mieux n'en éprouve aucune altération.

En décembre 1818, je rends, comme en décembre 1817, des urines chargées d'un sédiment blanchâtre, de deux jours l'un d'abord, puis laissant de plus longs intervalles, quelquefois jusqu'à six ou huit jours. Ces urines sont suivies d'un mieux plus marqué encore (1).

Au sortir de l'hiver, la vue est assez distincte ; l'axe de l'œil n'est pas encore parfaitement rétabli dans l'état naturel. Les membres du côté droit, précédemment paralysés, sont plus forts. Mais, en mars, ralentissement dans la marche de l'amélioration jusque dans le cours de mai.

---

(1) Il est à remarquer que depuis ma rétention d'urines, jusqu'en juin 1819, les urines ont eu quelquefois de la peine à couler. Cette difficulté avait lieu spécialement quand le régime n'était pas aussi régulier, et il fallait bien peu de chose pour les empêcher. Je buvais ordinairement à mon dîner un demi-verre de vin trempé de presque le double d'eau, et si je prenais un doigt de vin pur à la fin du dîner, cela suffisait pour me donner vers dix heures du soir un frisson, précédé de pandiculations, qui durait une heure, et était suivi de sueur toute la nuit.

A cette époque tuméfaction inflammatoire de l'endroit qui a été si long-temps le siège du séton. Prenant cet état de choses pour une indication d'un effort curatif de la nature, je rétablis le séton le 30 mai 1819.

De vives douleurs en sont la suite; une suppuration abondante s'établit, même par les anciennes ouvertures; une amélioration sensible dans l'état de l'œil suit immédiatement; la vue est plus distincte, l'œil s'ouvre mieux ; il y a plus de forces générales, plus d'aptitude au travail de l'esprit.

A la fin de juin 1819, les douleurs de tête n'existent plus; elles sont entièrement passées, et les facultés intellectuelles sont complètement rétablies.

La jambe et le bras droits sont à peu près dans leur état naturel; il ne reste plus que de la faiblesse à ces parties et de la lenteur à obéir aux ordres de la volonté. Les membres reprennent leur grosseur et leur fermeté naturelles. Les muscles pectoraux qui avaient éprouvé un amaigrissement et une flaccidité sensibles, reprennent leur forme et leur faculté de contraction ; les mouvemens irréguliers en sursauts dans la jambe et le pied sont fréquens. Enfin tous les mouvemens sont assez libres, et, pour en donner la mesure, je dirai que je reste seulement un cinquième de temps de plus à parcourir, en marchant, le même espace que quand je me portais bien. L'œil droit conserve la faculté de se mouvoir en tous sens, excepté seulement quand l'autre œil fixe un objet; il est alors tiré en dehors et produit l'effet d'un strabisme divergent. La pupille est très-resserrée et conserve peu de susceptibilité de contraction; cet œil voit les objets comme dans un miroir obscur, les traits ne sont pas bien distincts, mais ils sont plus nets qu'auparavant: il peut cependant distinguer les couleurs; il ne peut ni voir assez pour lire, même de grosses lettres, ni distinguer les traits d'une personne.

L'œil gauche est en meilleur état, il a conservé la faculté de voir plus distinctement. La pupille est encore très-dilatée, tandis que celle de l'autre œil qui voit moins bien est très-resserrée; elle comprend à peu près actuellement le tiers de la cornée transparente : avant elle était beaucoup plus dilatée : elle conserve sa contractilité d'une manière incertaine, en se dilatant davantage quand elle est frappée par la lumière, pour reprendre bientôt son premier état. Le globe de l'œil ne peut être mû en dedans, en haut et en bas; la seule faculté d'être tiré en dehors lui reste : cet œil peut revenir jusque dans le milieu de l'orbite à très-peu de chose près, ce qu'il ne pouvait faire; de manière qu'actuellement il peut voir presque directement, et lire même sans lunettes le caractère d'un journal. La paupière qui était mobile se relève seule presque en totalité ; mais, quand elle est ouverte, elle a de la peine encore à se soutenir.

Il est digne de remarque que les nerfs ciliaires et ceux des muscles et de la paupière, ou ce qui est la même chose, les parties accessoires de l'œil gauche aient été paralysées, sans que la rétine, qui est la partie essentielle de la vision, ait été affectée, tandis que c'était le contraire sur l'œil droit.

En octobre, le mieux est plus grand qu'il n'ait jamais été encore ; il augmente progressivement dans la même proportion que précédemment ; les forces sont revenues, la santé est meilleure.

Au mois de juin 1820, suppression du séton, qui depuis huit mois suppurait chaque jour moins, et était même quelquefois jusqu'à huit jours sans avoir besoin d'être pansé. Il se manifeste au périnée une petite dartre qui disparaît quelquefois pendant huit jours, pour se manifester ensuite de nouveau.

Dans la seconde quinzaine de juillet, je fais usage des eaux de Vichy en boisson. Il en résulte des selles faciles, des urines plus claires, plus abondantes, coulant sans difficulté, et la cessation d'une douleur dans la région du foie qui se faisait sentir de temps à autre. Une amélioration notable dans l'état de la constitution et dans celui de l'œil en est la suite.

En juillet 1821, les accès de fièvre qui n'avaient plus reparu depuis six à huit mois, se sont renouvelés depuis six semaines. Le lendemain d'un accès plus fort, la vue est constamment plus distincte, et jamais il n'est survenu de faiblesse. Quoique favorables, je préviens la fréquence de ces accès par une extrême surveillance dans le régime. Les sueurs qui se manifestaient sur la partie droite, sont moins fréquentes et beaucoup moindres.

La paupière de l'œil gauche s'ouvre entièrement; cet œil peut plus facilement être ramené à l'axe de l'orbite; la vue est nette et plus étendue. L'œil droit, quoique voyant mieux que par le passé, n'est pas encore aussi bien à cet égard que le gauche. Les mouvemens des membres sont plus forts et plus prompts; j'écris plus vite et mieux; il n'y a plus de claudication dans ma marche. Je ne mets plus à faire un trajet quelconque que le dixième du temps que j'y employais avant d'être malade. Les urines, plus rapprochées de l'état naturel, sortent plus facilement.

Au mois de mai 1822, voulant rendre plus

rapide la marche vers la guérison qui semble ralentie, je rétablis le séton de la nuque, en lui donnant une direction différente de celle qu'il avait précédemment. Irritation locale vive suivie du retour passager des douleurs dans l'hémisphère cérébral gauche; six sangsues à l'anus dissipent cet effet. Faiblesse générale plus grande pendant trois ou qnatre jours, suivie d'une suppuration abondante du séton, et d'une amélioration très-notable dans l'état de la vision.

En novembre, faiblesse subite dans les ligamens externes de l'articulation tibio-tarsienne droite, le pied se tord dans la marche. Frictions alcoholiques sur le front, la nuque, le rachis, le membre anciennement paralysé; la faiblesse disparaît, et à la mi-décembre, les forces sont rétablies à un degré plus considérable.

En avril, mai et juin 1823, il se manifeste successivement sur diverses parties du corps, mais toujours du côté gauche, de petites tumeurs inflammatoires de la grosseur d'une noisette, qui suppurent pour la plupart. Le séton qui ne fournissait plus de pus depuis six semaines, est fermé en mai.

Du 2 juin au 17 juillet, je bois soixante-quinze bouteilles des eaux d'Enghien; après la première quinzaine, disparition de la petite dartre ambulante du périnée, digestions meilleures ; les sueurs du côté droit cessent, l'amélioration se prononce de plus en plus. Mais ayant pris de nouveau les eaux d'Enghien, du premier septembre au 10 octobre, j'éprouve un trouble très-prononcé dans la fonction digestive ; chaque jour un frisson de trois quarts d'heure de durée se manifeste quatre heures après le repas.

Une potion éthérée, prise une heure avant le frisson, fait enfin disparaître celui-ci. Dans le mois de décembre le mieux général, sous les divers rapports, de la force musculaire, de l'embonpoint, de la disparition de la dartre et des dépôts successifs, est très-sensible ; les yeux sont dans un état très-satisfaisant, quoique l'œil droit voie moins bien que le gauche, et que la pupille de celui-ci soit encore très-dilatée ; le strabisme est à peu près nul ; il cesse complétement sous l'empire de la volonté.

En 1824 et 1825 plusieurs traitemens par la noix vomique (1) ont completté mon mieux être.

Effet de la noix vomique.

(1) Trois heures après l'ingestion de trois grains d'extrait de noix vomique, il se manifeste des spasmes, des crampes, des mouvemens subits dans la jambe qui a été

Pendant le traitement , la marche était plus incertaine , des mouvemens musculaires, prompts et en sursauts, se faisaient ressentir pour laisser ensuite plus d'assurance et plus de force.

Mon état paraît définitivement fixé , et je termine ici l'exposition des faits que j'ai observés sur moi-même.

Réflexions.

Cette paralysie est-elle une maladie essentielle survenue à la suite d'une apoplexie , ou seulement les symptômes d'une maladie qui devait se montrer sous un autre aspect ?

Elle a commencé en 1814 par la paralysie de

---

paralysée ; après cinq ou six heures, ces mouvemens augmentent, et l'on ressent dans les membres plusieurs secousses comme électriques ; puis elles diminuent en laissant, dans les premiers, des spasmes constans et de l'incertitude qui ne cessent qu'après quinze heures. Ce temps écoulé, les mouvemens sont plus assurés ; la tête reste libre ; le sommeil n'éprouve pas de changemeut notable ; les intestins sont plus paresseux ; les voies urinaires reçoivent plus d'action , et les urines sont plus abondantes, plus claires , et laissent quelquefois déposer un sédiment blanchâtre.

la rétine de l'œil droit ; en 1815 la perte de la sensibilité sur la jambe et la cuisse gauche est survenue, et c'est seulement vers la fin de 1816, et au commencement de 1817, que les accidens pourraient faire croire à une apoplexie de la nature des *apoplexies méningées.*

Les symptômes qui avaient annoncé cette dernière maladie étaient particulièrement des douleurs susorbitaires atroces dans lh'émisphère gauche, une inaptitude aux travaux de l'esprit, etc. ; une paralysie du côté droit en a été la suite. Tout se passe jusques-là dans l'ordre des choses reconnues vraies en médecine. Mais comment, dans le même moment, la paralysie de la paupière supérieure, celle des muscles de l'œil gauche et de l'iris arrive-t-elle sans que la rétine ait été paralysée ? Principe évidemment en contradiction avec toutes les idées reçues. Je soumets cette question à de plus habiles physiologistes qui pourront y répondre avec plus ou moins de vraisemblance.

Cette maladie n'est point essentielle, elle n'est que le symptôme d'une autre maladie, du *typhus* qui régnait dans les hopitaux en 1813 et 1814, et dont le sujet de l'observation a été, pendant toute l'épidémie, soumis à son influence délétère. Cette épidémie produisait ses ravages sur le systême nerveux, et les accidens ont été d'autant plus graves que les organes y avaient été exposés plus long-temps. La paralysie a été toujours de mal en pis, mais graduellement et sans secousse, depuis 1814 jusqu'au commencement de 1817 qu'a eu lieu la crise produite par les vésicatoires; puis après elle a diminué dans la même progression, et toujours, à part quelquefois de la faiblesse momentanée, elle a été de mieux en mieux lentement et régulièrement, de manière que l'état actuel diffère peu de l'éat de santé habituel (à part les yeux qui ne vont pas aussi promptement vers le bien, mais qui cependant sont incomparablemeut mieux), avec cette différence que les douleurs de tête n'existeut plus (1).

____

(1) En novembre 1821, il s'est présenté à ma visite, au bureau central, une jeune personne de vingt-deux ans avec une amaurose complète sur les deux yeux qui lui était arrivée à la suite du typhus dont elle avait été atteinte à Mayence en 1814.

TABLES DES MATIÈRES.

FIN.

IMPRIMERIE DE L.-E. HERHAN, RUE DU FOUR-St-GERMAIN, n. 6⁷.

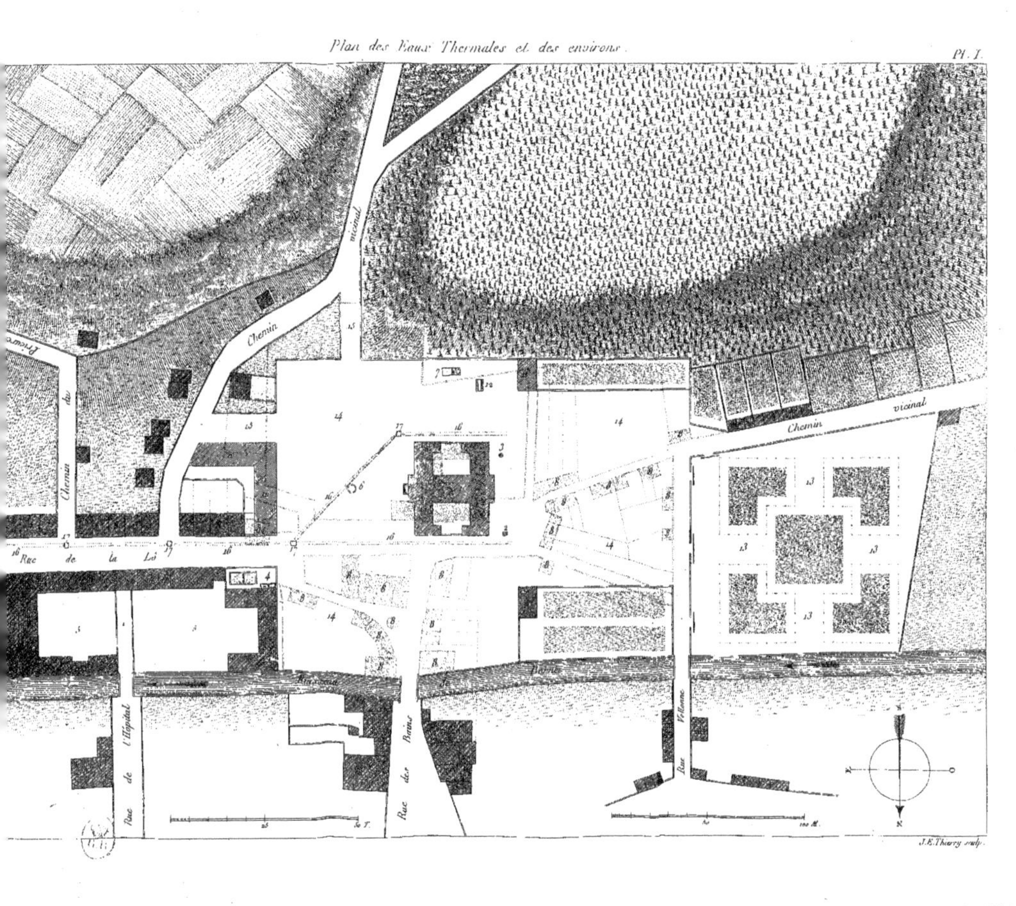
Chemin vicinal
Chemin du Prieuré
Chemin
Rue de la Loi
Rue de l'Hôpital
Rue des Bains
Rue Voltaire
Chemin vicinal
J.E.Thierry sculp.

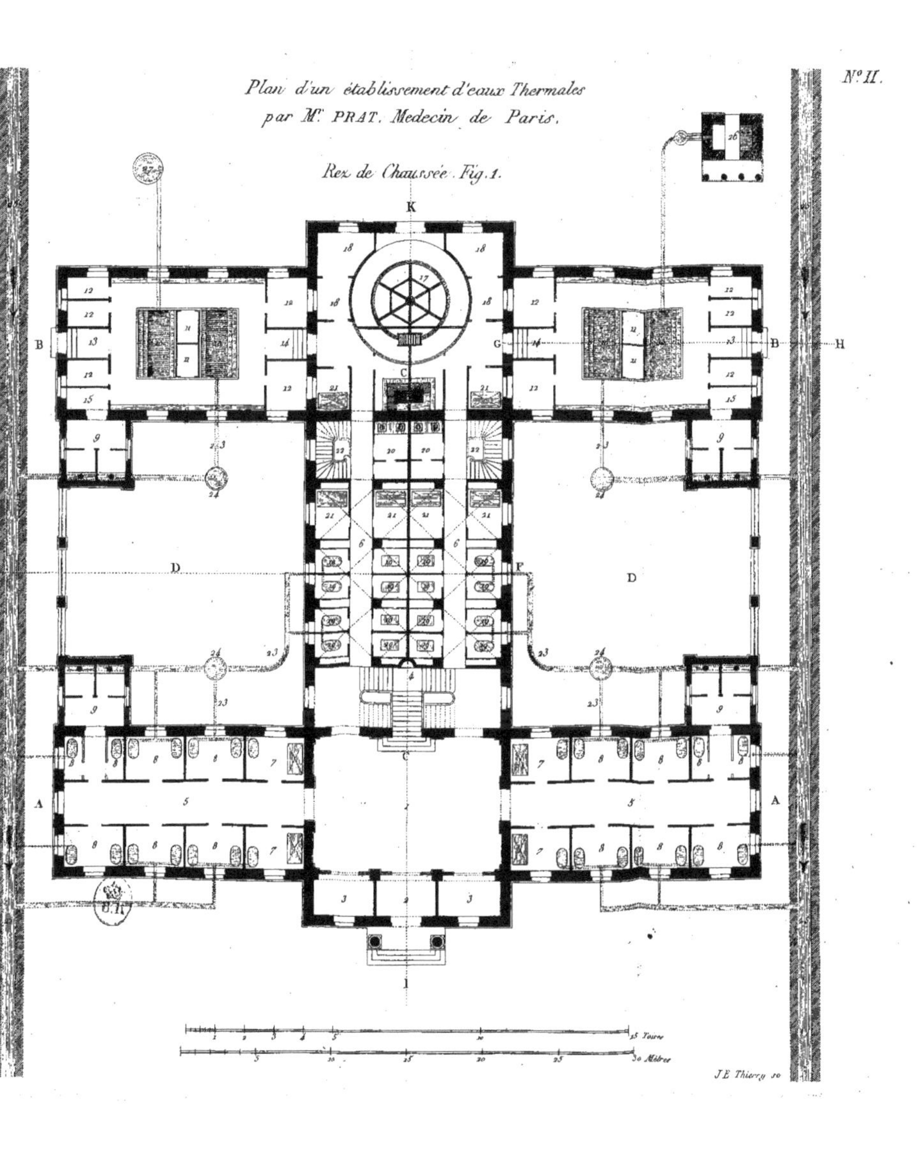

Plan d'un établissement d'eaux Thermales
par Mr. PRAT. Medecin de Paris.
Rez de Chaussée. Fig. 1.
N.º II.
J.E. Thierry sc.

Entre-Sol . Fig. 2 .

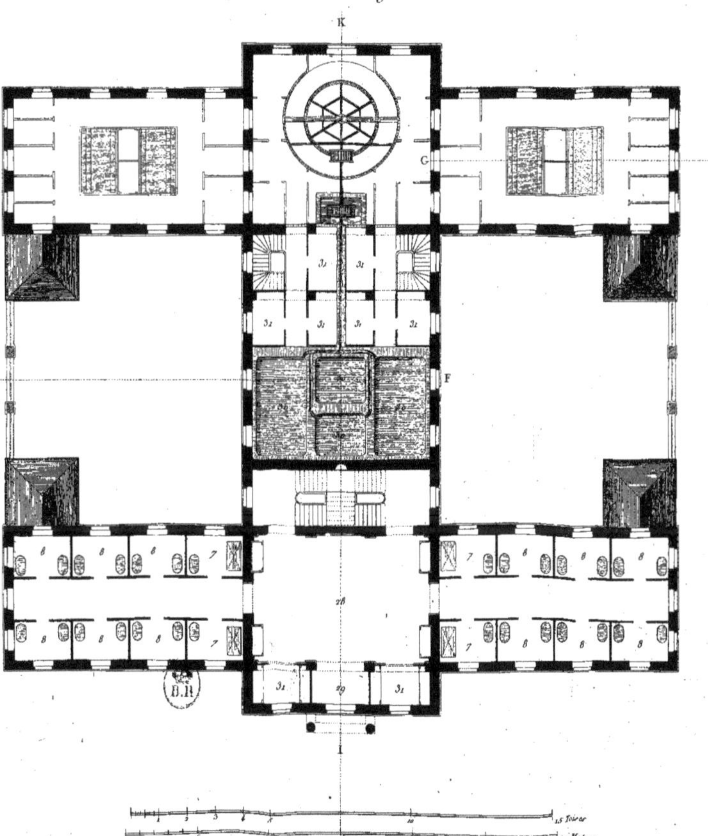

Elévation du bâtiment principal du côté de l'Est, Fig. 4.

1er Etage, Fig. 3.

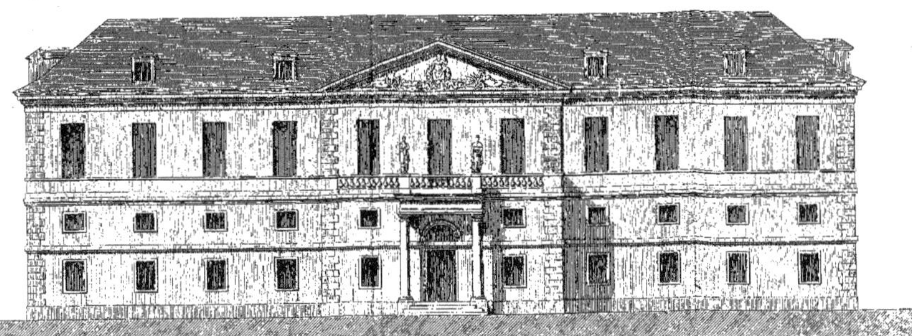

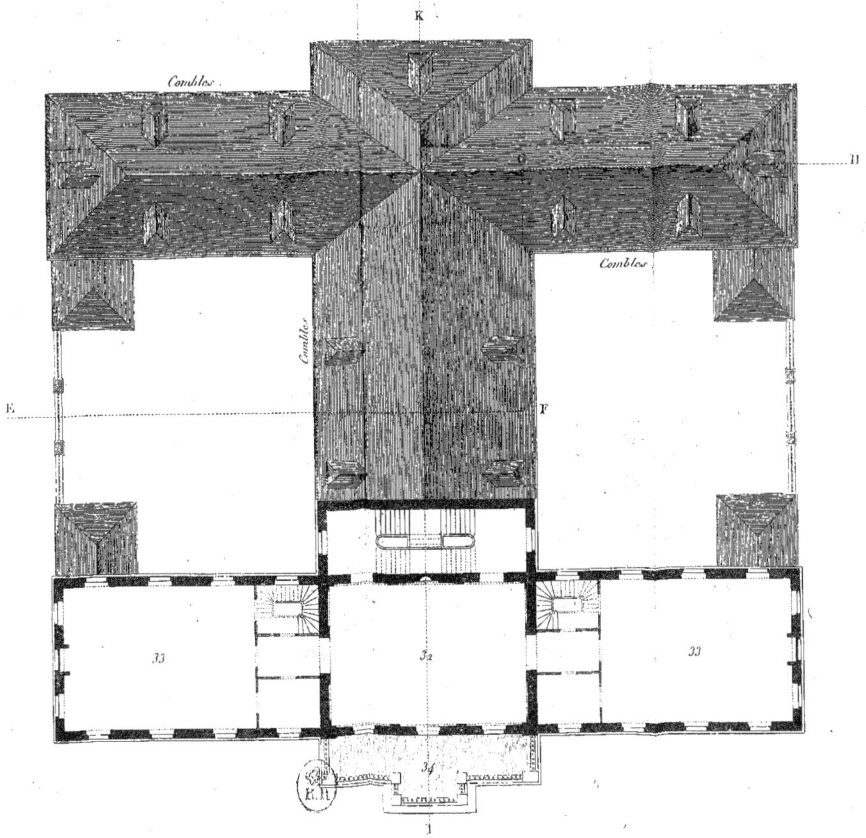

1 2 3 4 5 10 15 Toises.

5 10 15 20 25 30 Mètres.

J.E. Thierry sculp.

1899

Elévation latérale du côté du Nord, Fig. 5.

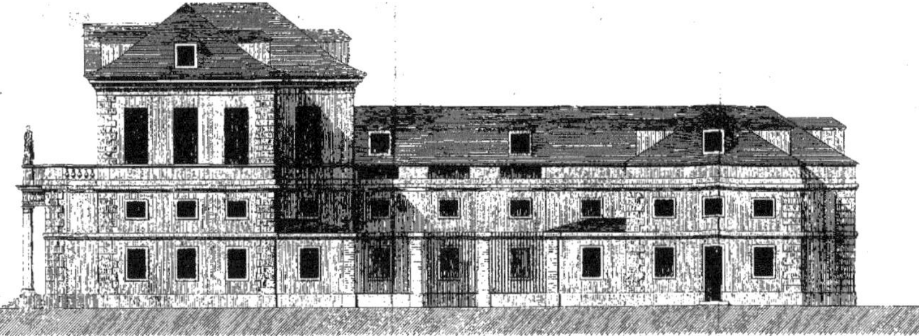

Coupe sur la ligne E F G H des plans, Fig. 6.

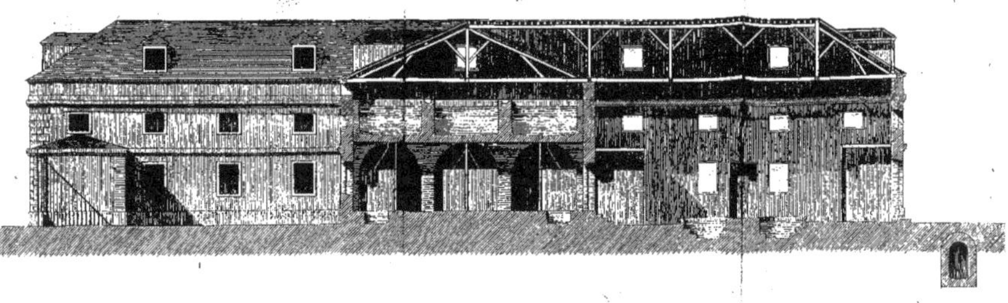

Coupe sur la ligne I K des plans, Fig. 7.

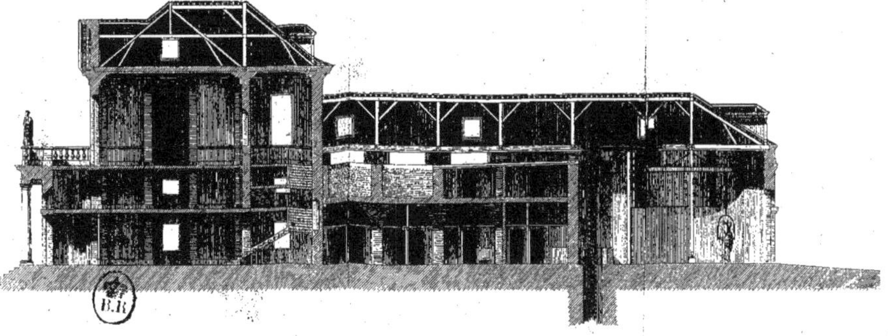

J.E. Thierry sculp.

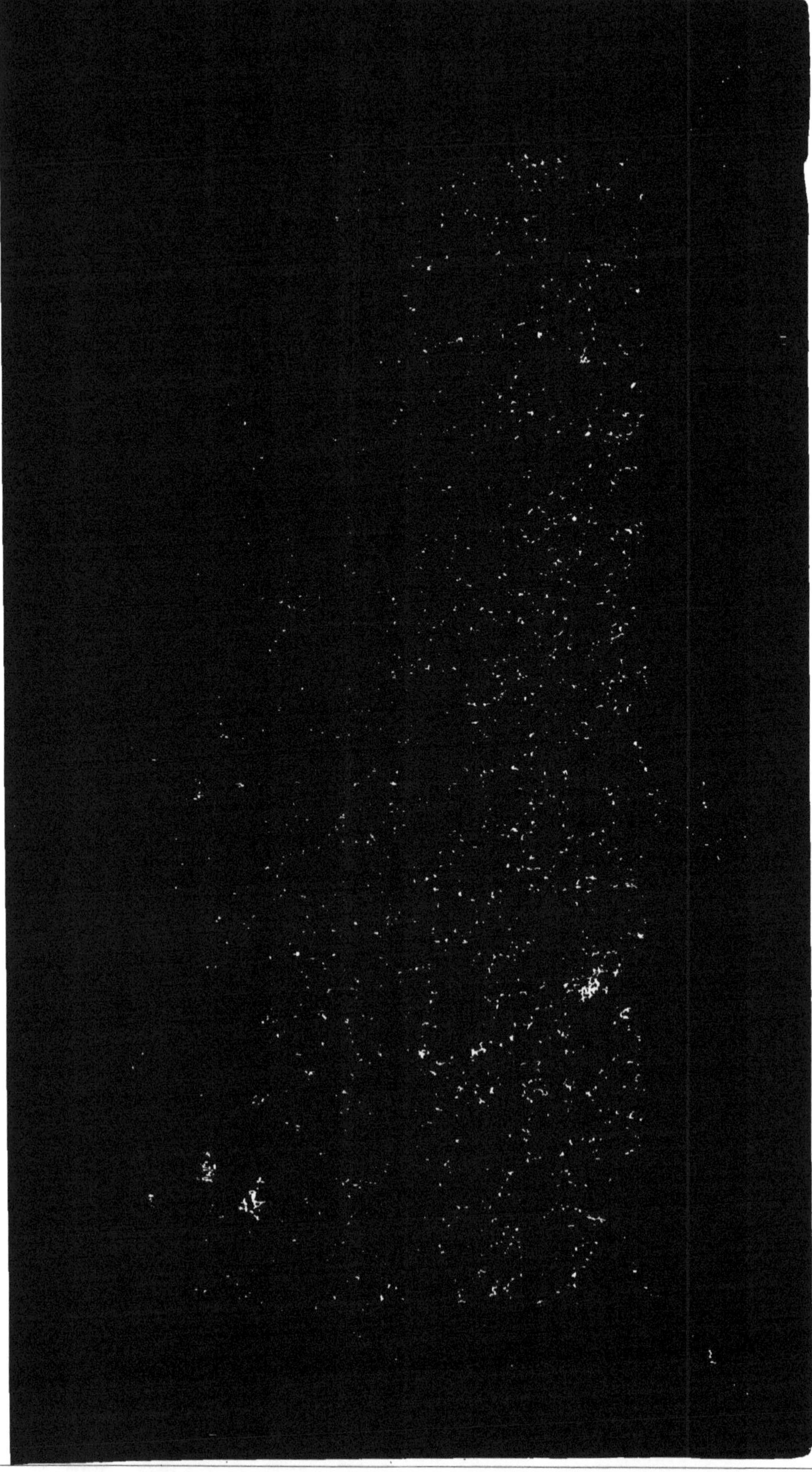